GUÉRISON

DE LA

PHTHISIE PULMONAIRE

ET DE LA

BRONCHITE CHRONIQUE·

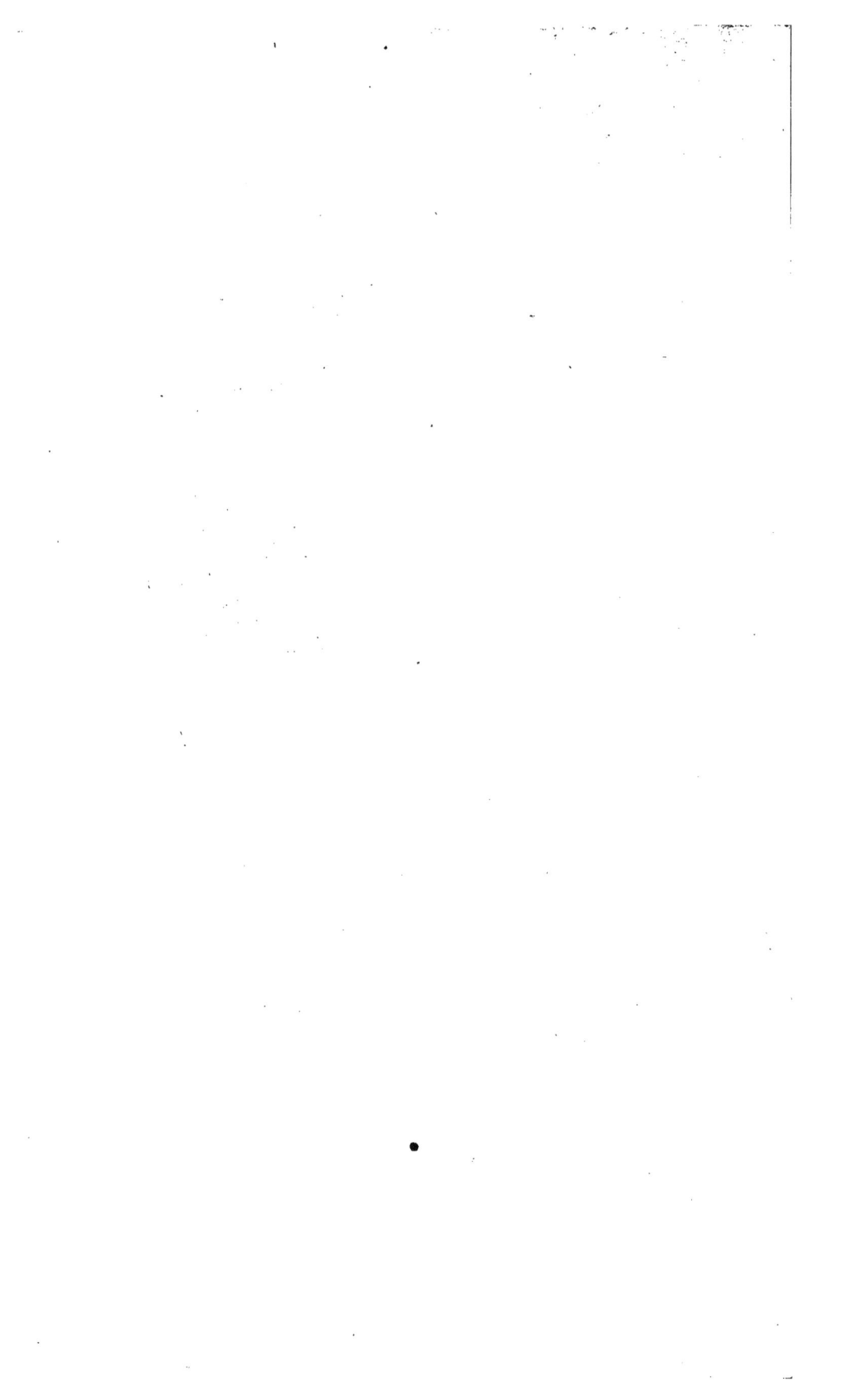

GUÉRISON

DE LA

PHTHISIE PULMONAIRE

ET DE LA

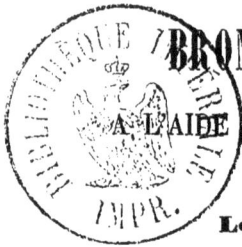

BRONCHITE CHRONIQUE

A L'AIDE D'UN TRAITEMENT NOUVEAU

PAR

Le Dʳ Jules BOYER

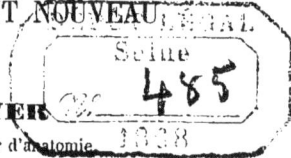

Ex-interne des hôpitaux, ex-prosecteur d'anatomie,
Ex-chef des travaux anatomiques,
Ex-chargé du cours de physiologie à l'École de médecine de Clermont ;
Membre de la Société de médecine et de chirurgie pratiques ;
Médecin inscrit de S. M. le roi d'Espagne ;
Chevalier de plusieurs ordres.

« Un rhume négligé est une phthisie commencée. »   (STOLL.)

« Décréter l'incurabilité de certaines maladies,
c'est sanctionner par une loi la négligence et
l'incurie. »   (BACON.)

SEPTIÈME ÉDITION

CONSIDÉRABLEMENT AUGMENTÉE

PARIS

ADRIEN DELAHAYE, LIBRAIRE-ÉDITEUR

PLACE DE L'ÉCOLE-DE-MÉDECINE

1868

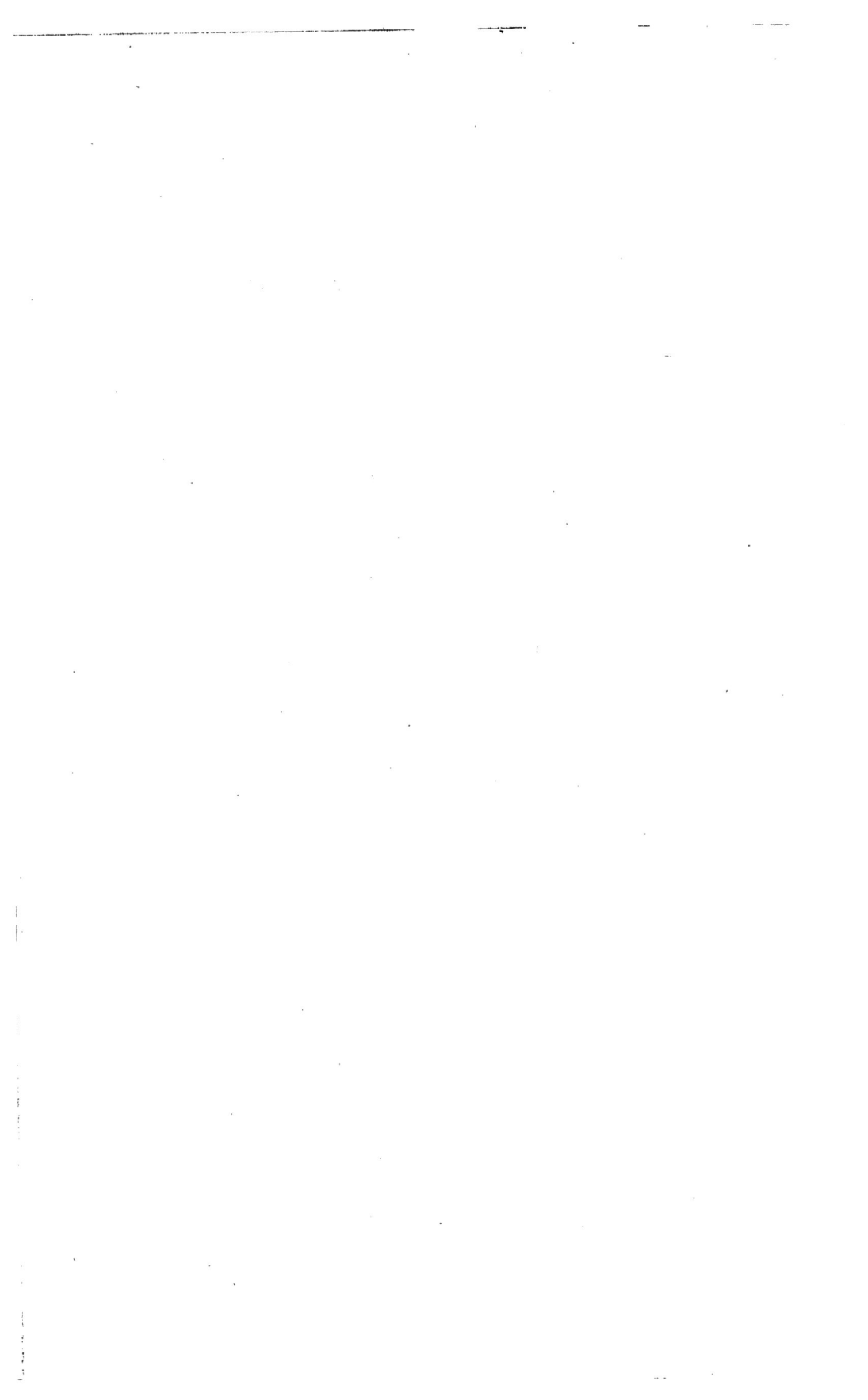

AVANT-PROPOS

La médecine fait peu de progrès aujourd'hui
parce qu'on craint de paraître ridicule ou préten-
tieux en reprenant l'étude de maladies décrites
avec soin par des hommes d'un grand talent. On
oublie trop que ces auteurs se sont attachés spécialement aux idées dogmatiques, et qu'ils ont fait
peu d'efforts pour obtenir la guérison d'entités
morbides qu'ils regardaient d'avance comme incurables. C'est ce prétexte tyrannique qui arrête
encore, de nos jours, la masse des médecins; ils
trouvent qu'il est plus commode de s'abriter der-

rière des opinions toutes faites et d'envelopper leur indifférence dans le vieux manteau des traditions, que de se mettre en opposition avec les princes de la science.

Ils croient se donner un brevet de capacité en niant une découverte médicale qu'ils n'ont pas expérimentée, et ils sont heureux de se renfermer dans le cercle restreint de formules apprises par cœur.

Après Laennec et Louis, on me trouvera donc bien osé de parler de la *phthisie pulmonaire*, et de lutter contre le préjugé, mais je n'hésite pas à prendre la responsabilité de ma conviction.

Mon traitement des tubercules et de la bronchite chronique est rationnel; ce qui m'encourage à le publier, ce sont les résultats obtenus.

Dans les cas désespérés, on a tort de subir les influences systématiques; l'intelligence devrait toujours passer avant la mémoire, et je crois qu'il est honnête de repousser la thérapeutique consacrée, lorsqu'on a la certitude qu'elle doit être impuissante.

Si les praticiens pouvaient abandonner quelquefois la routine, qu'ils décorent du nom de *saine pratique*, s'ils cessaient d'accepter les idées du maître comme dernière limite du possible et du vrai, avant peu de temps nous n'aurions plus d'affections dites *incurables*.

Je remercie cordialement les médecins français et étrangers qui ont fait un accueil bienveillant à cette brochure et à mon traitement de la phthisie pulmonaire.

Leurs lettres de félicitations et les articles élogieux qui ont paru dans les revues médicales et scientifiques me dédommagent de l'*invidia medica*, ce fléau de l'humanité, et me prouvent qu'une pensée généreuse trouve toujours de hauts protecteurs.

GUÉRISON

DE LA

PHTHISIE PULMONAIRE

La phthisie pulmonaire est une maladie caractérisée par la présence de tubercules dans le poumon.

Le ramollissement des tubercules détermine les cavernes et la mort.

L'induration des tubercules et la cicatrisation des cavernes constituent la guérison de la phthisie.

Ces données étant admises, — parce qu'elles sont vraies et irréfutables, — on comprendra facilement que le seul moyen d'enrayer, et même de guérir la phthisie pulmonaire, n'est pas, comme on le fait depuis trop longtemps, de solliciter la fonte de la matière tuberculeuse dans le but d'obtenir la cicatrisation des excavations pulmonaires, mais bien de la prévenir ou de l'arrêter, de la modifier de telle sorte qu'elle devienne à l'abri de toute désorganisation.

Après avoir médité mûrement cette proposition, j'ai fait des études théoriques et des recherches cliniques qui me permettent d'affirmer qu'on peut solidifier les tubercules, faciliter la cicatrisation des cavernes et, par conséquent, obtenir la curation de la phthisie pulmonaire.

Les travaux sur la phthisie sont très-nombreux ; mais, il faut en convenir, beaucoup de faits importants sont présentés sans interprétation à l'appui, et si l'on cherche une théorie et une thérapeutique rationnelles, on reconnaît que ces deux inductions n'existent nulle part. — Serai-je plus heureux que mes devanciers ? L'avenir se chargera de répondre ; pour le présent, je prends la liberté d'exposer mes idées. Elles n'ont pour parrain que ma conviction et les succès obtenus au lit des malades.

I

ÉTUDE DU TUBERCULE

INDURATION DES TUBERCULES. — Tous les auteurs admettent la transformation spontanée de la matière tuberculeuse en substance crétacée, calcaire et dans quelques cas, rares il est vrai, en véritable *tissu osseux*. Ces masses crétacées, qu'on rencontre dans les poumons, sont connues depuis longtemps : on en trouve des exemples dans Galien et Paul d'Égine; Bonnet et Schneck en ont cité un grand nombre; mais c'est dans ces derniers temps que ces productions morbides ont été étudiées avec le plus de soin. Bayle, Laennec, MM. Andral, Ernest Boudet et surtout Rogée, se sont occupés spécialement de cette question. Sur 100 cadavres de vieilles femmes autopsiées sans aucun choix par Rogée (1) à l'hospice de la Salpêtrière, ce regrettable observateur en a trouvé 51 chez lesquels cette transformation avait eu lieu. Ces 51 femmes avaient été phthisiques, et chez toutes, la maladie s'étant terminée heureusement par l'induration des tubercules pulmonaires, leur mort résultait de la vieillesse ou d'affection n'ayant aucun rapport avec la phthisie.

Rogée établit d'abord que la concrétion calcaire et la concrétion crétacée ne sont qu'une seule et même altération, mais à des degrés divers de solidification. Elles coexistent fréquemment dans un même poumon, et il n'est pas rare de trouver, dans ces cas, des indurations crétacées qui contiennent dans leur centre des fragments irréguliers et plus ou moins volumineux de matière calcaire, laquelle est beaucoup plus dure que la matière crétacée. D'autre part, on observe quelquefois, au milieu d'un tubercule bien caractérisé, soit un point crétacé seul, soit une petite masse calcaire au centre, et crétacée autour de ce point central. Ces deux exemples, et surtout le dernier, font voir le passage de l'un à l'autre de ces trois états : *tubercule, concrétion crétacée, concrétion calcaire.*

_____

(1) *Arch. génér. de méd.,* 3ᵉ série, t. V, juin 1839.

Pour Laennec, Louis, et pour tous ceux qui ont étudié cette question, les concrétions représentent une affection tuberculeuse *guérie*, et sont le produit d'un effort de la nature, qui, cherchant à cicatriser les excavations pulmonaires, a déposé avec trop d'exubérance le phosphate de chaux nécessaire à la transformation des cartilages accidentels, dont les fistules et les cicatrices pulmonaires sont le plus souvent formées.

M. Natalis Guillot nous a appris qu'à Bicêtre, les quatre cinquièmes au moins des vieillards dont il examinait les poumons après la mort, offraient des traces incontestables d'une affection tuberculeuse très-ancienne ; enfin, sur 160 femmes ouvertes par M. Beau à la Salpêtrière, 157 présentaient des cicatrices de cavernes au sommet de l'un ou de l'autre poumon.

La guérison de la phthisie peut donc s'effectuer à toutes les périodes. M'appuyant sur ces faits authentiques, il m'a semblé plus logique d'imiter la nature ou de lui venir en aide que de répéter sentencieusement : « Les phthisiques sont incurables ». J'ai cherché à favoriser et même à provoquer l'induration de la matière tuberculeuse et la cicatrisation des cavernes. Je crois avoir résolu le problème que je m'étais posé ; pour cela j'ai étudié le tubercule sous toutes ses faces. J'ai cherché à connaître son anatomie pathologique, sa texture microscopique, sa composition chimique, sa nature, son siége, son étiologie, et enfin les moyens propres à le solidifier, pour le rendre inerte et complétement inoffensif. Ce travail est un résumé succinct de mes recherches.

ANATOMIE PATHOLOGIQUE DES TUBERCULES. — D'après les auteurs modernes, le tubercule dans son premier degré se présente sous forme de petits corps grisâtres demi-transparents, presque diaphanes et d'une consistance assez grande. Ils sont plus ou moins ronds, homogènes et d'une grosseur qui varie depuis celle d'un grain de millet jusqu'à celle d'une graine de chènevis. Ces tubercules naissants sont désignés sous les noms de *tubercules miliaires* par Laënnec, et de *granulations grises* par M. Louis. Parfois leur volume est tellement ténu, que les granulations sont presque microscopiques. Lorsque les granulations ont acquis un certain volume, comme celui d'un noyau de cerise et même d'une amande, ces corps, en se réunissant à d'autres tubercules voisins, forment avec ces derniers des masses plus ou moins volumineuses, homogènes, blanchâtres ou jaunâtres, d'un aspect mat, friable, se laissant écraser sous le doigt, comme du fromage : cet état caractérise le *tubercule cru*.

Au lieu d'être sous forme de granulation, la matière grise dont nous venons de parler, existe quelquefois en masses irrégulières, au milieu desquelles se mon-

trent des points miliaires ou tout à fait tuberculeux :
c'est l'*infiltration tuberculeuse grise* de Laennec, dont
nous rapprocherons l'infiltration dite *gélatiniforme ;*
dans tous les cas, ces infiltrations se concrètent et
passent à l'état de *matière jaune crue.* Le fait constant, c'est que la matière grise demi-transparente
précède toujours la formation de la substance tuberculeuse jaune et opaque, et qu'elle en est le premier
degré. Ce point d'anatomie pathologique a été établi
d'une manière péremptoire par les recherches microscopiques des docteurs Schrœder Van der Kolk (1),
Carswell (2) et Guillot (3).

Texture microscopique du tubercule. — Si l'on
soumet au microscope le tubercule tout à fait commençant, dit M. Rochoux (4), on le voit présenter la
forme d'une production arrondie, globuleuse, mal
circonscrite, ayant de 15 à 20 millimètres de diamètre,
noyée en quelque sorte au milieu du tissu pulmonaire,
constamment sain, qui l'entoure. A cet état, on ne
peut l'en isoler, l'en extraire, sans enlever, en les
rompant, de nouveaux filaments, débris de tissu pul-

(1) *Observ. anat. path. et pract. argum.* Amsterdam, 1826.
(2) *Cyclopœd. pract. med.* London.
(3) *L'Expérience*, 1838, n° 35.
(4) *Arch. génér. de méd.*, décembre 1843.

monaire, de vaisseaux et de nerfs qui forment autour
d'elle une sorte de *tomentum*, de duvet. Sa couleur,
qui, plus tard, deviendra d'un blanc mat grisâtre, est
alors celle de la *gélatine*, ayant une teinte ou un
reflet rosé; d'autant plus prononcé que le tubercule
est plus petit. Si après l'avoir coupé en deux, on se
contente d'examiner la surface de la section avec un
grossissement de 40 à 50 diamètres, le tissu morbide
paraît homogène comme de la gelée ou de la gomme
près de se durcir. Mais sous un grossissement de 500
à 600 diamètres, il offre un tout autre aspect : on
reconnaît alors qu'il est formé par l'entre-croisement
de filaments presque aussi fins que ceux du tissu
cellulaire, et ne contenant aucun liquide apparent
dans leurs interstices : leur mode de texture est assez
régulier et rappelle, à un certain point, celui du
cristallin. La coupe de la tumeur offre une couleur
orange très-pâle, ayant un reflet comme métallique.

M. Lebert (1) a fait des observations sur le tubercule jaune et friable, et de ses recherches microscopiques il a tiré les conclusions suivantes : il existe
des différences tranchées entre les corpuscules du tubercule et ceux du pus. Ces derniers sont plus grands,
régulièrement sphériques, contenant de un à trois
noyaux et offrant une surface grenue, comme fram—

_____

(1) *L'Expérience*, mars 1844.

boisée; ils sont ordinairement libres et isolés, tandis que ceux du tubercule, surtout à l'état cru, sont étroitement unis ensemble. Les globules du cancer sont de deux à quatre fois plus grands et renferment un noyau dans lequel on trouve souvent de un à trois nucléoles.

COMPOSITION CHIMIQUE DES TUBERCULES. — Sur 6 grammes de tubercule commençant, M. Hecht (de Strasbourg) (1) a trouvé les résultats suivants :

	grammes.
Albumine	1,4
Gélatine	1,2
Fibrine	1,8
Eau ou perte	1,6

L'analyse du tubercule à l'état cru, faite par Thenard, est le plus généralement adoptée. Voici cette analyse :

Matière animale (gélatine)	98,00
Phosphate de chaux }	
Carbonate de chaux }	1,85
Hydrochlorate de soude	0,15

Frappé de l'analogie qui existe entre la composition des tubercules et celle des os, j'ai cherché le

(1) Dans Lobstein, *Traité d'anat. pathol.*, t. I.

rapport qui pouvait exister entre ces productions morbides et des organes normalement constitués.

Les os, avant leur passage à l'état cartilagineux, renferment les mêmes éléments que les tubercules à l'état naissant. Ils sont composés, comme ces derniers, d'albumine, de gélatine et de fibrine ; plus tard, lorsqu'ils sont durs, ils contiennent les mêmes principes que les tubercules à l'état cru.

Voici l'analyse des os donnée par Berzelius, modifiée d'après celles de Fourcroy, Vauquelin et Hildebrandt :

Matière animale (gélatine)........... 32,17
Matière animale insoluble........... 1,13
Phosphate de chaux............... 51,40
Carbonate de chaux............... 11,30
Hydrochlorate de soude............ 1,29

Les os et les tubercules ont donc la même composition ; seulement, dans les os, la partie organisée est moins abondante que la partie inorganique, tandis que dans les tubercules la matière animale l'emporte sur la portion salino-calcaire ; dans les tubercules et dans les os, les molécules gélatineuses ont, avec le temps, de la tendance à céder la place aux molécules calcaires, et l'on sait que dans les tubercules arrivés à l'état de crétation, la matière animale est à la substance dure comme 4 est à 96.

Les tubercules passent par trois états différents; les os se comportent absolument de la même manière. Trois phases successives caractérisent l'ostéogénie; les os sont d'abord mous et gélatiniformes; leur consistance augmente graduellement, ils deviennent cartilagineux, et ce dernier état précède l'ossification proprement dite. Au début, les tubercules sont gélatineux, puis ils passent à l'état cru; enfin ils ont de la tendance à revêtir la forme dure, calcaire.

Dans les tubercules, le dépôt de matière dure a lieu du centre à la circonférence; dans les os courts, l'ossification procède également du milieu à la périphérie (Bichat, Cruveilhier).

La carie est aux os ce que le ramollissement est aux tubercules. Dans les tubercules, le ramollissement commence par le centre; dans les os courts, la carie débute aussi par le centre.

Ce parallèle entre les tubercules et les os pourrait faire croire, à la première inspection, que le tubercule n'est qu'une molécule osseuse accidentelle déviée de sa véritable destination, et que le blastème sous-périostal est représenté dans les tubercules par la membrane nourricière; mais une étude plus approfondie fait voir que ces rapports découlent d'une loi générale que je vais exposer.

Le sang charrie tous les éléments chimiques de

l'organisme ; à toutes les époques de la vie, il contient de la *gélatine* et du *phosphate de chaux* dans des proportions définies.

Dans l'état de santé, ces deux substances sont en équilibre ; dans l'état de maladie, cet équilibre est rompu.

Si la gélatine prédomine, nous avons à craindre soit une maladie des os (carie, ostéomalacie), soit la scrofule avec ramollissement du système osseux, soit surtout la phthisie pulmonaire.

Lorsque les sels calcaires surabondent, ils engendrent une foule d'affections peu connues, telles que la goutte (1), la gravelle, les calculs, l'ossification des artères, des valvules du cœur, des bronches, des glandes pinéale, thyroïde, mésentérique ; de l'ovaire, de la rate, etc.

L'albuminurie, le diabète sucré, et peut-être toutes les maladies, n'ont d'autre cause que l'élimination par les urines d'une substance qui se trouvait en équilibre avec une autre, et pour laquelle elle avait beaucoup d'affinité dans l'état physiologique.

En parlant des causes de la phthisie, nous verrons qu'on peut les rattacher toutes au même phénomène, c'est-à-dire à l'insuffisance des sels calcaires dans le torrent de la circulation. Dans la bronchite chronique

(1) Ce qui confirme cette nouvelle théorie, c'est qu'on n'a jamais rencontré la goutte et la phthisie chez la même personne.

et dans la pneumonie, nous savons que l'élimination des sels terreux s'effectue par la sécrétion urinaire. Chez les phthisiques, l'urine contient du phosphate de chaux en quantité beaucoup plus considérable que dans l'état physiologique. La gélatine, qui alors se trouve libre en quelque sorte, est rejetée au dehors par les bronches, et constitue les crachats gélatiniformes qu'on remarque dans ces affections. Si, au lieu de passer du sang dans les ramifications bronchiques, la gélatine est déposée dans le parenchyme pulmonaire, il en résulte soit des granulations grises, soit de vastes *infiltrations gélatiniformes* qui constituent le premier acte de la phthisie (1).

NATURE DU TUBERCULE. — La lecture des auteurs nous laisse dans le doute le plus complet sur la nature du tubercule. Les idées théoriques qu'ils émettent peuvent être ingénieuses, mais elles sont toutes facilement réfutables. Pour Fourcroy et Baumès, le tubercule est dû à une trop grande abondance d'oxygène ; pour A. Cooper et Richerand, il est déterminé par une débilité ou une atonie de la constitution, des vaisseaux et des ganglions lymphatiques. C'est ne rien nous apprendre sur la nature même de l'affec-

---

(1) D'après les analyses de MM. Becquerel et Rodier, le sang à l'état physiologique renferme 0,354 de phosphates, tandis que dans la phthisie pulmonaire il n'en contient que 0,302.

tion. M. Andral pense que le tubercule est formé par
une gouttelette de pus, ou du moins par un liquide
qui en a l'apparence ; cette gouttelette, d'abord sans
consistance, acquiert ensuite une fermeté plus grande
et finit par présenter l'aspect du tubercule. Les expériences de M. Cruveilhier et de Lallemand, pour dé-
montrer que le tubercule est du pus concret, ne sont
pas plus concluantes que celles de M. Andral, car le
mode d'évolution et le microscope nous donnent une
différence radicale entre les globules purulents et les
corpuscules tuberculeux. L'opinion de Broussais, qui
pensait que les tubercules résultent d'une maladie
des vaisseaux blancs, n'est pas soutenable : car, ainsi
que le fait très-bien remarquer M. Papavoine, « on a
injecté les vaisseaux lymphatiques d'un ganglion tuberculeux comme s'il ne l'eût pas été, et cette expérience
paraît démonstrative ».

D'après M. Dalmazzone (1), le tubercule miliaire
décrit par Laennec n'est que le second degré du
tubercule ; le premier est constitué par un petit cor-
puscule rouge ou d'un rouge jaunâtre ayant au plus
le volume d'un grain de millet, et tenant au tissu
environnant par des *filaments vasculaires*. M. Ch. Baron (2) a fait des observations analogues : il a vu des
petits points rouges, d'abord paraissant dus à une

(1) *Bulletin des sciences méd.*, août 1829.
(2) *Arch. génér. de méd.*, t. VI, 1836.

infiltration sanguine, qui étaient envahis ensuite par la granulation gélatiniforme, et il en a conclu que la matière tuberculeuse n'est que *du sang sorti des vaisseaux capillaires*, et subissant plus tard diverses transformations.

Comme on le voit par ce court exposé, on a beaucoup discuté sur la nature des tubercules. Est-ce un produit sécrété par les tissus à la manière des corps étrangers? est-ce un produit accidentel, organisé et ayant une vie propre?

Pour moi, le tubercule est un produit accidentel, formé par l'exhalation vasculo-capillaire d'un plasma, contenant des molécules gélatineuses en excès qui ont, comme dans les autres parties de l'économie, une tendance marquée à s'imprégner de sels phosphatiques.

Le tubercule se développe par épigénèse, et de toutes pièces, au milieu de tissus refoulés, mais non détruits.

Toute compression violente, ou souvent répétée, des capillaires du poumon, peut faire passer dans le parenchyme de cet organe des molécules de gélatine, si cet élément est en excès dans le sang. Les contusions de la poitrine, une toux opiniâtre, des émotions vives et prolongées, l'arrêt brusque du flux cataménial; en un mot, tout ce qui détermine la congestion des vaisseaux pulmonaires, peut occasionner le dé-

pôt de granulations gélatiniformes dans le viscère
aérien.

La plupart des anatomo-pathologistes nient l'existence de vaisseaux sanguins dans les tubercules. Pour
ma part, je n'en ai jamais rencontré dans les nombreuses injections que j'ai faites ; mais cette absence
de vascularité ne détruit pas un fait reconnu par tous
les médecins : je veux parler du développement des
tubercules (1). Cette évolution, qui a ses phases
marquées, et dont l'état crétacé n'est, comme le dit
M. Louis, qu'une dernière modification de son développement ; cette évolution, dis-je, ne peut se faire
qu'au détriment du sang, qui fournit successivement
des couches de matière tuberculeuse à la granulation
primitive. A cet effet, des vaisseaux nouveaux vien-
nent former autour des tubercules, et dans les fausses
membranes qui tapissent les cavernes, un réseau
artériel extrêmement riche, qui appartient en propre
à la production nouvelle ; ils sont créés pour sa nutrition, et destinés, d'après M. Louis, à favoriser son
développement. Cette opinion avait été mise en avant
par M. Baron, lorsque M. Natalis Guillot, en injec-
tant ces vaisseaux, est venu renforcer cette assertion,

(1) Le cristallin n'a pas de vaisseaux propres, et cependant il vit
et peut passer à l'état crétacé, comme on l'observe dans certaines
cataractes ; le tubercule peut donc s'indurer sans être pourvu de
vaisseaux sanguins.

qui a été pleinement démontrée par Valleix (1). L'existence de ces vaisseaux nourriciers explique donc la possibilité d'agir sur les tubercules en leur fournissant les éléments nécessaires à leur induration.

SIÉGE DES TUBERCULES. — Les tubercules sont d'autant plus nombreux et plus avancés dans leur développement qu'on se rapproche davantage du sommet du poumon. Les cavernes les plus vastes et les plus anciennes se rencontrent toujours dans le lobe supérieur. M. Louis observe avec raison que les grandes cavernes sont généralement plus voisines du bord postérieur du poumon que du bord antérieur. Lorsqu'un seul poumon est atteint, c'est plus souvent le gauche que le droit.

Tous les auteurs admettent les faits que je viens d'énoncer, mais là se bornent leurs recherches, et jusqu'ici personne n'a rendu compte des causes de cette disposition. Je vais essayer d'expliquer la présence des tubercules au sommet et à la partie postérieure de l'organe respiratoire, leur fréquence plus grande à gauche qu'à droite, et, lorsque les deux poumons sont atteints, dire pourquoi le droit l'est plus que le gauche.

Dans l'acte de l'inspiration, l'entrée de l'air dans

(1) *Archiv. génér. de méd.*, 3° série, février, mars 1841.

les bronches est déterminée par l'*agrandissement* de
la poitrine ; cet agrandissement est dû au jeu des
pièces osseuses mobiles de la cage thoracique ; ces
pièces mobiles sont les côtes et le sternum. La colonne vertébrale, qui est immobile, sert de point
d'appui aux leviers osseux, et ne participe pas d'une
manière directe à l'agrandissement de la poitrine.
Lorsque l'air pénètre dans les poumons, les côtes, qui
étaient obliquement dirigées d'arrière en avant et de
haut en bas, éprouvent un mouvement d'élévation.
Le centre du mouvement étant à l'articulation costo-
vertébrale, le mouvement d'élévation est très-peu
étendu en arrière, et il devient d'autant plus grand
qu'on s'approche plus près de leurs extrémités anté-
rieures. Il est aisé de se convaincre que le mouvement d'élévation des côtes entraîne une augmentation
dans le diamètre antéro-postérieur de la poitrine,
c'est-à-dire que la distance qui sépare la colonne
vertébrale du sternum est augmentée quand les côtes
sont soulevées. Le diamètre transversal se trouve
agrandi par le mouvement de rotation des côtes
autour d'une corde fictive, qui réunirait l'extrémité
vertébrale et sternale de ces arcs osseux. Le sternum,
auquel les côtes sont fixées en avant, est élevé en
même temps que ces dernières, et, de plus, il est
projeté en avant. Mais ce mouvement de projection
n'est pas le même pour tous les points du sternum,

La partie inférieure de cet os est portée plus en avant que la partie supérieure. Ainsi donc, l'agrandissement de la poitrine est plus sensible à la base qu'au sommet, où il est presque nul. Qu'en résulte-t-il? C'est que le sommet du poumon est comme emprisonné dans une calotte osseuse, que son expansion est bien moins grande qu'à sa partie moyenne et surtout inférieure, et qu'il est, par conséquent, plus facilement hypérémié que ces autres parties.

Cette disposition anatomique explique très-bien le développement des tubercules au sommet du poumon plutôt qu'à ses régions moyennes et inférieures.

Comme la colonne vertébrale est complétement immobile au sommet du poumon, et que plus on se rapproche de la partie postérieure des premières côtes, moins on constate de mouvement, il s'ensuit que le bord postérieur du poumon se dilatant encore moins que le bord antérieur, les tubercules doivent être plus fréquents en arrière qu'en avant. Si le poumon gauche est pris plus souvent que le poumon droit, je crois qu'il faut attribuer cette disposition morbide à la présence du cœur, qui vient encore ajouter une nouvelle cause d'hémostase à celle que nous venons de signaler.

Enfin, lorsque les deux poumons sont tuberculeux, le droit l'est plus que le gauche, parce que le malade ne pouvant pas rester couché sur le côté du cœur,

mais bien sur le côté opposé, il en résulte que cette
partie de la poitrine est comprimée et que l'expansion
du poumon droit est très-incomplète.

RAMOLLISSEMENT DES TUBERCULES.—Après un temps
indéterminé, si les tubercules ne peuvent pas passer
à l'état crétacé, ils se ramollissent et sont rejetés au
dehors par les bronches. La place qu'ils occupaient
dans le poumon constitue l'excavation connue sous
le nom de *caverne*. Les auteurs ont beaucoup étudié
le phénomène du ramollissement. Pour les uns, Wil-
liam Starck, Baillie, Schrœder Van der Kolk, Carswell,
Laennec, etc., le ramollissement a lieu du centre
des tubercules à la circonférence; pour les autres,
MM. Lombard (de Genève) et Andral, il s'opère de la
surface au centre.

La cause de ce ramollissement a été interprétée de
différentes manières par Broussais, MM. Lombard,
Carswell, C. Baron. Les explications données par ces
médecins ont toutes été réfutées.

Je pense que le tubercule, qui a une tendance
marquée à revêtir la forme calcaire, doit arriver à la
décomposition, et par conséquent au ramollissement,
lorsqu'il ne reçoit pas les molécules propres à opérer
cette transformation. De même que les os courts,
avons-nous dit, le tubercule commence son mouvement de création par le centre, il n'est donc pas

étonnant de voir le ramollissement, c'est-à-dire la
décomposition, débuter par le centre, puisque le
dépôt phosphatique qui devait se faire en ce point
ne peut pas s'effectuer. On peut apprécier déjà la
nécessité de fournir à l'économie les matériaux propres à l'accomplissement de ce travail réparateur, et
l'utilité de venir en aide à la nature, qui, de son côté,
fait tous ses efforts pour atteindre ce but.

Quant aux cavernes, je signalerai en passant la disposition de la membrane nourricière des tubercules
et des vaisseaux sanguins qui l'entourent; les cavernes
présentent presque toujours des parois fermes; elles
sont tapissées par une membrane molle et friable
dans les excavations récentes; dense, grisâtre, et
presque semi-cartilagineuse, dans celles qui sont
anciennes; elle a un demi-millimètre d'épaisseur,
tantôt plus, tantôt moins, et elle est ordinairement
recouverte d'une autre membrane fort molle, jaunâtre
ou blanchâtre, rarement continue à elle-même. Les
vaisseaux de nouvelle formation se développent dans
les anfractuosités, ainsi que dans toutes les éminences
de ces cavités, jusque dans les houppes terminales
de la membrane interne, et, d'après M. Grisolle (1),
remplissent, en les colorant, les colonnes si souvent
étendues de l'une à l'autre de leurs parois. Après

(1) *Traité de la phthisie.*

l'évacuation de la matière tuberculeuse, la membrane nourricière des tubercules persiste et devient sécrétante à la manière du périoste des os, et c'est alors que la cicatrisation des cavernes s'opère. Cet autre mode de guérison spontanée de la phthisie pulmonaire a été constaté par Laennec, Rogée, M. Andral, etc.

Si j'ai tant insisté sur ces détails d'anatomie pathologique, si j'ai cherché à éclaircir quelques points obscurs de leur histoire, c'est pour présenter d'une façon intelligible et rationnelle la corrélation qui existe entre les faits théoriques et l'application de ma méthode curative.

II

CAUSES DE LA PHTHISIE

———

L'étiologie de la phthisie pulmonaire n'est pas encore parfaitement connue. Malgré les travaux sérieux de nos contemporains, les assertions émises sont plus nombreuses que les faits rigoureusement observés. Nous allons indiquer les causes principales qu'on a invoquées pour expliquer le développement des tubercules dans le poumon, et nous verrons qu'elles dérivent toutes d'un excès de gélatine, d'une diminution de phosphate de chaux dans le sang, et d'une hypérémie pulmonaire.

HÉRÉDITÉ. — De toutes les maladies, la phthisie est celle qui se transmet le plus souvent par la voie de la génération. Les enfants nés de parents phthisiques ne sont pas voués nécessairement à la maladie de leurs ascendants, mais le plus grand nombre est emporté tôt ou tard par la tuberculisation. Pour prévenir cette maladie chez les enfants issus de phthisiques, il est essentiel d'employer de bonne heure et pendant longtemps les moyens prophylactiques que j'indiquerai plus loin. Il faut les employer non-seulement dans le cas d'hérédité, mais encore dans tous les cas où le médecin pressent en quelque sorte dans l'avenir l'apparition de tubercules. M. A. Latour a dit : « *On est phthisique avant d'avoir des tubercules.* » Cette pensée est profonde et vraie, puisque l'hérédité est un vice dans les conditions hygiéniques, morales ou physiques ; telle maladie antérieure, tel tempérament congénital ou acquis, autant de causes prédisposantes par l'enchaînement naturel des termes de la série morbide : hyposthénie organique, lymphatisme, anémie, etc.

PRÉDISPOSITION. — La phthisie atteint les hommes robustes et vigoureux, mais elle est beaucoup plus commune chez les sujets d'une faible constitution et chez ceux qui offrent les attributs du tempérament lymphatique. Ces attributs sont les suivants : blancheur de la peau, élongation du corps, longueur du cou, aplatissement et dépression de la poitrine, saillie

des omoplates en façon d'ailes, gracilité des membres
et du tronc; irritabilité du système sanguin, vitesse
du pouls, rougeur circonscrite des pommettes (ce qui
implique toujours une hémostase pulmonaire) ; chaleur au creux des mains après les repas, essoufflement à l'occasion de mouvements précipités.

RAPIDITÉ DE LA CROISSANCE. — On ne saurait ima-
giner combien un accroissement rapide dispose à la
phthisie, surtout lorsque la poitrine ne s'élargit pas
en proportion de l'élongation du corps. Tout le
phosphate de chaux que l'économie reçoit est employé au développement des os; la gélatine se trouve
alors en excès dans le sang, et son dépôt peut avoir
lieu facilement dans le poumon. Si, à cette époque,
on fournit aux os les sels calcaires dont ils ont besoin, la gélatine reste en proportion convenable, et
l'on arrive à prévenir son dépôt dans le parenchyme
pulmonaire, c'est-à-dire la tuberculisation.

GENRE DE VIE. — C'est dans le genre de vie que
l'axiome *tel air, tel sang*, trouve son application. Les
travaux, quels qu'ils soient, qui s'accomplissent dans
des lieux renfermés, disposent plus à la phthisie que
les occupations en plein air; il en est de même de la
vie luxueuse et déréglée des grandes villes. M. Coste
est parvenu à produire à volonté la phthisie chez des

chiens et d'autres animaux, en les faisant séjourner longtemps dans des lieux humides, froids et mal éclairés. Ce savant a produit le diabète chez tous les chiens qu'il nourrissait avec du sucre exclusivement. De même, on rend phthisiques tous les animaux auxquels on fait prendre de la gélatine pour toute nourriture : les malheureuses expériences de Darcet corroborent cette assertion et prouvent que ma théorie du tubercule n'est pas une utopie.

DISPOSITION AUX SCROFULES. — La phthisie et la scrofule sont deux maladies qui ont entre elles plusieurs points de ressemblance, aussi le docteur Gola (de Milan) pense-t-il que la phthisie n'est qu'une des modalités nombreuses par lesquelles s'exprime le vice scrofuleux. Dans la première enfance, lorsqu'il n'existe encore que des signes de la scrofule, des engorgements des ganglions lymphatiques, et qu'aucun symptôme n'est apparu du côté de la poitrine, il est déjà temps de prévoir la possibilité de la phthisie, et de lui opposer un traitement soutenu.

BRONCHITE NÉGLIGÉE. — Tous les médecins s'accordent à reconnaître aujourd'hui que la bronchite négligée est la cause la plus fréquente de la phthisie pulmonaire. Stoll n'a pas craint de dire qu'*un rhume négligé est une phthisie commencée.* Hufeland évalue au tiers des phthisiques le nombre de ceux dont la maladie a été occasionnée par une bronchite chronique.

Nous avons dit déjà comment la bronchite chronique pouvait déterminer la phthisie. Nous savons que dans cette maladie la désassimilation des sels terreux a lieu par les urines, tandis que la gélatine est éliminée par le poumon sous forme de crachats, et que les molécules gélatineuses qui, sous l'influence d'une hypérémie, passent des capillaires dans le parenchyme pulmonaire, constituent le tubercule à l'état naissant. La bronchite ne se termine pas toujours par la phthisie, mais la phthisie est toujours précédée de la bronchite.

ALLAITEMENT PROLONGÉ. — La phthisie survient souvent après l'allaitement trop prolongé. En effet, chaque tétée représente, d'après M. Natalis Guillot, de 80 à 200 grammes de lait ; le nourrisson absorbe donc de 1000 à 1500 grammes de ce liquide par jour. Le lait, d'après les analyses de M. Regnault, contenant sur 10 000 parties 3697 de sels minéraux dont 2232 de phosphates, c'est-à-dire les deux tiers ; l'enfant retire, par conséquent, de sa nourrice, $3^{gr},50$ de phosphate dans les vingt-quatre heures, ce qui constitue plus de 1 kilogramme au bout de l'année.

Le professeur Cazeaux pense que lorsqu'une nourrice est réglée pendant l'allaitement, le nourrisson peut être affecté de rachitisme *à cause de l'élimination, par le sang menstruel, des phosphates calcaires contenus dans le lait et destinés à compléter l'ossification.* Tout récemment encore, la même opinion a été reproduite à la Société obstétricale de Londres ; M. Tibury Fox, s'appuyant sur les analyses de MM. Vernois et Becquerel, a cherché à établir que la persistance de la fonction menstruelle pendant l'allaitement, en diminuant la proportion de sels du lait, a presque toujours pour conséquenee le développement du rachitisme (1). M. Dechambre a voulu combattre cette théorie dans la *Gazette hebdomadaire ;* mais son argumentation perd toute sa valeur ; puisqu'il reconnaît lui-même qu'il y a 25 *centigrammes de sels dans* 100 *grammes de lait de femme.*

La phthisie s'observe chez les vaches bonnes laitières : elles succombent presque toutes à la tuberculisation des poumons, parce que chez ces animaux on prolonge la lactation pendant un an et plus, au lieu de six ou sept mois.

Tout ce que je viens de dire sur l'allaitement prolongé prouve, d'une manière bien évidente, que l'insuffisance des sels calcaires dans l'économie peut dé-

---

(1) Thèse du docteur Plantin.

terminer la phthisie et le rachitisme avec ramollissement des os.

La phthisie succède quelquefois aux affections pyré-
tiques : les fièvres intermittentes prolongées, les fièvres typhoïdes, la rougeole et la variole, etc.

CONTAGION. — Autrefois, les médecins croyaient
à la contagion de la phthisie. Morgagni, qui avait plus
de science que de courage, n'osait pas ouvrir les
cadavres de phthisiques. Aujourd'hui, les médecin
français n'admettent pas la contagion ; en Italie et en
Espagne, on a une opinion opposée. Laennec et
M. Andral conseillent, comme mesure de prudence,
aux personnes qui vivent avec les phthisiques, de ne
pas coucher dans la même chambre, surtout à une
époque avancée de la maladie. M. Delamarre (1), qui
cite quelques cas de contagion, conclut que dans les
circonstances ordinaires la phthisie n'est pas con-
tagieuse, mais qu'elle peut le devenir dans certaines
conditions spéciales, et qu'il convient de ne pas
multiplier les points de contact des sujets sains avec
les phthisiques, tout en donnant à ces derniers les
soins assidus que leur état réclame, et sans nuire au
soulagement qu'ils ont le droit d'attendre de ceux qui
les entourent.

(1) *Abeille médicale*, 24 janvier 1856.

- Le fait initial et essentiellement pathogénique qui domine les causes que nous venons de passer en revue, c'est toujours le défaut d'équilibre entre la proportion de la gélatine et des sels terreux qui sont en dissolution dans le sang. En fournissant au liquide nourricier les éléments nécessaires au développement des os, nous avons une presque certitude de prévenir la phthisie. D'autre part, si les granulations gélatineuses sont déjà déposées dans le parenchyme pulmonaire, on peut favoriser leur induration et les rendre complétement inertes à l'aide de mon traitement.

III

SYMPTÔMES

_____

Nous admettons deux périodes dans la phthisie :
la première comprend la formation et l'évolution des
tubercules ; la seconde, le ramollissement et la déli-
quescence de ces agents morbides. Les symptômes
sont fournis par les voies respiratoires, les voies digestives, la fièvre, l'état des ongles, le liséré gingival,
l'amaigrissement, la rougeur des pommettes, le *psoriasis.*

Nous allons les examiner.

Toux. — Dans la phthisie pulmonaire, la toux
est un des symptômes les plus importants. Quelques

malades toussent peu ; chez d'autres, après avoir existé
pendant quelque temps, la toux cesse complétement,
pour réapparaître dans la dernière période. Voici pour
l'exception, car, dans la majorité des cas, elle est
très-incommode, revient par quintes, détermine de
l'étouffement et des vomissements ; elle est surtout
pénible pendant la nuit, elle cause des insomnies
fatigantes ; d'une manière générale, on peut dire
que la toux est proportionnée à l'intensité de la maladie.

La sensation particulière qui provoque la toux est
reçue dans les poumons et surtout à la surface de la
membrane muqueuse qui tapisse le larynx et la trachée ; de là elle est transmise au cerveau. Le siége et
l'agent de transmission, c'est le nerf de la huitième
paire de Willis (glosso-pharyngien, pneumogastri-
que, spinal). On est autorisé à le croire lorsqu'on
voit qu'il est le seul nerf cérébral qui se distribue au
larynx et aux poumons, et que seul, par conséquent,
il peut transmettre au cerveau les sensations de ces
organes. La preuve devient irréfragable lorsqu'on sait
que la section de ces nerfs paralyse cette sensation,
et que les animaux qui ont été soumis à cette vivisec-
tion ne toussent plus, quoiqu'on irrite leur larynx ou
leurs bronches avec des titillations ou des injections
de liquide ou de gaz irritants. La toux est donc une
sensation cérébrale.

Lorsque la cause a agi, et que la sensation en a été transmise au cerveau, cet organe, ainsi averti du malaise des poumons et du danger que la vie peut courir, réagit sur les muscles expirateurs au moyen des nerfs cérébraux; une contraction brusque est sollicitée, l'air accumulé dans les poumons entraîne, par un courant rapide, tout corps placé dans les tuyaux bronchiques.

Il est rare que la toux soit bornée à une seule secousse; ordinairement il y en a plusieurs, et elles se succèdent jusqu'à ce qu'elles aient entraîné la substance qui la détermine, ou que la sensation morbide qui la provoque se soit amendée. Lorsque la toux se prolonge longtemps, surtout si elle se répète à des intervalles très-rapprochés, les muscles expirateurs tombent souvent dans un état de lassitude extrême, qui ne permet plus au malade de tousser quoiqu'il en ait encore besoin, et souvent alors ils occasionnent des points très-douloureux dans différentes parties du thorax et de l'abdomen.

En outre, l'air étant comprimé à chaque effort de toux, offre une résistance au tissu des poumons, qui se trouve ainsi placé entre deux forces, l'une active et l'autre passive. Cette compression agit aussi sur les vaisseaux renfermés dans le parenchyme pulmonaire; le sang qu'ils contiennent est plus vite exprimé, l'abord du sang veineux est plus difficile, aussi le

voit-on refluer de proche en proche jusque dans les
capillaires de la face, ce qui occasionne cette congestion et cette bouffissure sanguine des parties supé-
rieures. Enfin lorsqu'une toux quinteuse et opiniâtre
empêche le renouvellement de l'air nécessaire à l'hé-
matose, on tousse jusqu'à extinction, c'est-à-dire
qu'on arrive à l'asphyxie et à la syncope. Tel est le
mécanisme de la toux proprement dite ; comme nous
venons de le voir, elle est un phénomène dépendant
de l'influence cérébrale, ce qui explique suffisamment
l'action sédative des opiacés.

EXPECTORATION. — Au début de la phthisie, la toux
est ordinairement sèche ; il survient ensuite une expectoration muqueuse ; les malades croient être
affectés d'un simple rhume et ne se soignent nullement. Dans la seconde période, les crachats éprouvent divers changements : ainsi de blancs et presque
salivaires qu'ils étaient, ils deviennent verdâtres,
opaques, privés d'air et striés de lignes jaunes qui
leur donnent un aspect panaché ; plus tard, les crachats sont arrondis, nummulaires et homogènes.
Après s'être montrés plus ou moins longtemps d'un
jaune verdâtre, les crachats deviennent d'un gris sale,
sanguinolents, ou sont entourés d'une auréole rosée.
A toutes les périodes, c'est le matin qu'ils sont le plus
abondants.

HÉMOPTYSIE. — L'hémoptysie, ou hémorrhagie pulmonaire, a été observée de tout temps dans la phthisie. Jusqu'ici personne n'a pu en indiquer le mécanisme. M. Louis lui-même reconnaît qu'il est impossible de s'en rendre compte. Nous serons peut-être plus heureux, si nous remontons à la disposition anatomique des vaisseaux pulmonaires et bronchiques relativement aux bronches elles-mêmes.

Dans l'épaisseur du poumon, de même qu'à sa racine, les artères et les veines pulmonaires marchent toujours à côté des tuyaux bronchiques ; la communication des artères avec les veines pulmonaires et avec les divisions des bronches est facile à constater : l'injection la plus grossière, poussée avec une force médiocre, passe avec la plus grande facilité des artères dans les veines pulmonaires et dans les bronches (1) ; les parties enflammées seules paraissent imperméables ; les injections poussées par les veines pulmonaires ne passent jamais dans les artères, quoique le premier ordre de ces vaisseaux ne renferme pas de valvules ; enfin, les injections poussées dans les tuyaux bronchiques ne passent ni dans les artères, ni dans les veines ; les artères et les veines pulmonaires communiquent avec les artères et les veines bronchiques. Cette question a été mise hors de doute

_____

(1) Cruveilhier, *Anatomie*, t. III, p. 478.

par les observations de Haller, Sœmmering, Reis-
seisen et Meckel.

Ces faits admis, nous en déduirons les conclusions
suivantes : nous savons que des vaisseaux nouveaux
se forment autour des tubercules; la congestion sanguine, en ce point, doit être nécessairement très-
intense; lorsque les capillaires sont distendus outre
mesure, le sang se livre un passage à travers les
bronches, et son expulsion constitue l'hémoptysie.

Dans tous les cas de pneumorrhagie non trauma-
tique le poumon est congestionné, et la perte de sang
se produit par le même mécanisme que dans la
phthisie. Au début de la pneumonie, les malades
crachent le sang; mais lorsque l'inflammation des
poumons est intense, l'expectoration cesse d'être san-
guinolente. Ce fait confirme les expériences de M. Cruveilhier sur les vaisseaux pulmonaires et ma théorie
de l'hémoptysie.

DYSPNÉE. — Chez les phthisiques, la difficulté de
respirer coïncide ordinairement avec l'apparition de
la toux; elle se traduit par un sentiment d'oppression à la partie moyenne de la poitrine; quelquefois
la gêne de la respiration se fait sentir plutôt d'un côté
que de l'autre.

DOULEURS DANS LA POITRINE. — La tuberculisation
ne détermine aucune douleur par elle-même; il faut

les rapporter soit à des pleurésies partielles, soit à des névralgies intercostales, qui ont été parfaitement décrites par Bassereau (1) et par Valleix (2). Ces douleurs se font sentir au niveau des clavicules et au-dessous des omoplates.

APHONIE. — L'aphonie résulte de la destruction des cordes vocales du larynx à la suite d'ulcérations ; lorsque ces ulcérations sont superficielles, le malade éprouve de la douleur au niveau du larynx ou le long de la trachée, une sensation de sécheresse à la gorge, et enfin de l'enrouement ; la dysphonie est un symptôme très-important et qui est presque constant. M. Czermak (3) est arrivé à fixer par la photographie les images laryngoscopiques ; le diagnostic et le traitement des maladies de l'organe de la voix gagneront à cette belle découverte.

FONCTIONS DIGESTIVES. — Au début de la phthisie, l'appétit n'est pas modifié ; il diminue avec les progrès de la maladie, et s'anéantit complétement lorsque la fièvre s'allume. Les malades ont un dégoût profond pour la viande. A cette période, la muqueuse

_____

(1) *Thèse de Paris*, 1840.
(2) *Traité des névralgies*. Paris, 1841.
(3) *Académie des sciences*, 25 novembre 1861.

gastrique présente des lésions plus ou moins profondes qui se traduisent par des nausées, des vomissements bilieux, de la pesanteur, de la chaleur et de la douleur à l'épigastre; la langue se couvre d'une exsudation blanchâtre, mince et facile à enlever. Ces symptômes peuvent être plus ou moins marqués; mais celui qui existe toujours, c'est la diarrhée; elle peut apparaître à toutes les époques de la maladie, et sa cause réside dans les lésions du gros intestin.

Fièvre. — La fièvre se montre ordinairement dans la seconde période; elle simule assez bien une fièvre intermittente quotidienne, et c'est à ce moment surtout que les sueurs nocturnes apparaissent.

Dès que la fièvre hectique est établie, l'amaigrissement fait des progrès plus ou moins rapides, selon l'abondance des évacuations. Suivant le tableau tracé par Arétée avec une effrayante vérité : « Le nez est effilé ; les pommettes sont saillantes, et leur coloration tranche sur la pâleur du reste de la face: les conjonctives sont luisantes et d'un léger bleu de perle, les joues caves, les lèvres rétractées; le cou paraît oblique et gêné dans ses mouvements; les omoplates sont ailées ; les côtes deviennent saillantes, tandis que les espaces intercostaux s'enfoncent; quelquefois la poitrine semble rétrécie, quelquefois même elle l'est réellement. Lorsque la marche de la maladie est lente, le ventre est aplati et rétracté, les articulations semblent plus grosses, les *ongles se recourbent.* »

SUEURS NOCTURNES. — Ces sueurs sont tellement remarquables, qu'on les a considérées de tout temps comme un des symptômes les plus importants de la tuberculose; elles se présentent pendant le sommeil, le plus souvent le matin, et se manifestent plus particulièrement sur la face, le cou, la poitrine et la paume des mains; ces sueurs engendrent une soif plus ou moins forte et une vitesse considérable du pouls. C'est surtout à ce moment que l'amaigrissement fait des progrès rapides; la face pâlit, ainsi que tout le reste du corps, et la coloration rouge des pommettes n'a lieu que pendant les redoublements.

En parlant du traitement de la phthisie, j'indiquerai les moyens qu'on doit opposer aux complications symptomatiques que nous venons de passer en revue.

ÉTAT DES ONGLES. — Depuis Hippocrate, on a remarqué que les phthisiques avaient les ongles recourbés, que l'extrémité de la dernière phalange paraissait gonflée et en forme de massue. Je reconnais avec M. Vernois que cette disposition des ongles n'appartient pas exclusivement à la phthisie, mais on la rencontre chez tous les poitrinaires; il faut donc tenir compte de ce symptôme.

LISÉRÉ GINGIVAL. — Le liséré gingival est un symptôme important et peu connu ; c'est un état particulier des gencives qui a été signalé et vivement recommandé à l'attention des médecins par le docteur Thompson (1). Voici en quoi il consiste. Le bord libre des gencives est plus foncé en couleur que les parties voisines, et a un aspect festonné ; la largeur de ce liséré est variable : ce n'est quelquefois qu'une ligne très-étroite, ailleurs il y a plus de 2 lignes de largeur. A mesure que l'affection s'avance et que ses caractères se prononcent davantage, ce liséré prend une couleur qui rappelle le vermillon ; habituellement il est prononcé autour des incisives, mais on le voit fréquemment aussi au pourtour des molaires. Dans les cas où il est expressément prononcé, il s'accompagne assez souvent d'une hypertrophie des gencives.

On distingue facilement ce liséré de la rougeur des gencives, qui peut être produite par d'autres causes, à l'aide des caractères suivants : dans la gingivite qui se produit sous l'influence du mercure ou de l'iode, la rougeur est beaucoup plus diffuse, ou, si elle est limitée au bord libre des gencives, elle ne se perd pas aussi insensiblement dans la coloration des parties voisines.

Lorsque la rougeur des gencives est due unique-

_____

(1) *Lecture on consumption.*

ment à l'accumulation du tartre, l'aspect irrégulier, comme déchiqueté, du rebord gingival, est un caractère distinctif suffisant.

M. Dutcher, médecin à Énon-Valley (Pensylvanie), a examiné attentivement, depuis huit ans, les gencives de tous les sujets atteints de phthisie pulmonaire qu'il a traités. Sur ces malades, dont le chiffre total est de cinquante-huit, quarante-huit présentaient le liséré en question. Le docteur Dutcher a remarqué qu'il se produisait à une époque moins avancée de la phthisie chez les sujets jeunes que chez les personnes plus âgées. Il précède quelquefois de deux ou trois ans tous les autres symptômes de la phthisie; mais, le plus souvent, son apparition ne tarde pas à être suivie de l'explosion de la tuberculisation caractérisée. Cinq fois seulement M. Dutcher a vu le liséré se produire à une période avancée de la maladie qui nous occupe.

D'après les observations qu'il a eu occasion de faire, M. Dutcher se croit autorisé à formuler les propositions suivantes :

1° Le liséré gingival de Thompson est un signe infaillible de la diathèse tuberculeuse.

2° Lorsqu'il existe, quelque obscurs que soient tous les autres symptômes, on peut annoncer d'une manière certaine l'apparition prochaine de la phthisie confirmée.

3° Si, dans le traitement des phthisiques, on voit le liséré d'abord existant disparaître sous l'influence de la médication employée, c'est un signe certain d'amélioration, et il est suffisant pour faire porter un diagnostic favorable.

4° Lorsque le liséré, développé d'abord autour des incisives, s'étend graduellement autour des molaires, en dépit du traitement employé, le pronostic est défavorable, et il faut s'attendre à une terminaison rapidement fatale lorsque la coloration du liséré passe du rouge vif au rouge sombre ou pourpre.

5° Lorsque le liséré n'existe pas, on peut espérer, quels que soient les symptômes généraux, que la santé n'a pas reçu une atteinte très-profonde ; que le malade pourra, en employant des remèdes appropriés, recouvrer un état de santé relatif, et que l'on arrivera ainsi à prévenir ou à retarder le développement des tubercules pulmonaires.

A ces considérations, je dois ajouter les suivantes : le liséré est plus fréquent chez les hommes que chez les femmes, et plus marqué à la mâchoire inférieure qu'à la mâchoire supérieure.

AMAIGRISSEMENT. — L'amaigrissement est un signe dont il faut tenir grand compte chez les phthisiques. Chez ces malades, les phénomènes de nutrition éprouvent une perturbation qui ne peut être déterminée par la présence de quelques tubercules microscopiques dans le sommet du poumon, on ne peut l'attribuer raisonnablement qu'à la désassimilation de sels calcaires de l'économie et à leur expulsion du corps par les urines. On sait en effet que chez les tuberculeux, même au début, la sécrétion urinaire contient énormément de phosphate de chaux. Je vois des malades qui mangent beaucoup et qui maigrissent; chez eux, évidemment, les sucs alimentaires ne se fixent plus sur les tissus pour remplacer les molécules usées, et c'est de ce trouble fonctionnel que résulte l'excès de gélatine dans le sang et son dépôt dans le poumon. Si, sous l'influence de mon traitement, les malades reprennent de l'embonpoint, c'est parce que je fournis au liquide nourricier le phosphate de chaux nécessaire à la vie, et que je détruis la cause perturbatrice de la nutrition à l'aide de la mixture noire dont nous parlerons plus loin.

Rougeur des pommettes. — La rougeur des pommettes se montre ordinairement deux ou trois mois avant qu'on puisse constater la présence de tubercules dans le poumon, soit par la percussion soit par l'auscultation. Ce symptôme acquiert une très-grande importance chez les personnes nées de parents phthisiques.

Cette coloration anormale de la face est plus marquée chez les femmes que chez les hommes, et elle est très-rare chez les enfants au-dessous de dix ans.

La maladie apparaît rapidement lorsque la coloration des pommettes est vive et bien tranchée.

Si, à la suite de larges inspirations, la rougeur disparaît en totalité ou en partie, c'est que la congestion pulmonaire s'efface et que l'air peut encore pénétrer dans les vésicules respiratoires.

Pendant la marche de la maladie, le pronostic sera défavorable, si à la rougeur succède subitement une pâleur générale de la face, surtout si cette pâleur est d'une teinte mate plombée.

La rougeur des pommettes existe bien rarement chez les personnes douées d'un tempérament bilieux.

Lorsque la rougeur des pommettes ne se présente que d'un seul côté, on peut déjà porter toute son attention sur l'état du poumon correspondant.

PSORIASIS. — Aucun auteur n'a encore parlé du psoriaris qu'on rencontre chez un grand nombre de phthisiques. C'est un symptôme que je considère comme très-important, puisqu'il permet au médecin de reconnaître une affection tuberculeuse commençante chez toute personne qui tousse, alors même que tous les autres caractères viendraient à faire défaut.

Le psoriasis des phthisiques se fait remarquer à la face antérieure de la poitrine, aux genoux, mais le plus souvent aux coudes et sur la face dorsale de la main, à l'articulation métacarpo-phalangienne du médius. Dans tous les cas, c'est le psoriasis *discret* (*guttata* de Willan). Pour les malades, c'est une dartre. Il est caractérisé par de petites plaques squameuses qui s'annoncent par une élevure solide, rouge, du volume de la tête d'une épingle, et dont le sommet se couvre bientôt d'une petite écaille sèche d'un blanc mat. Ces plaques sont irrégulièrement arrondies, légèrement préominentes, surtout vers leur centre, et séparées les unes des autres par des intervalles assez considérables. Lorsqu'on détache les écailles qui recouvrent les plaques, le derme paraît rouge et irrité, et lorsque les squames sont enlevées par des bains, des lotions ou des onctions, le psoriasis apparaît sous la forme de taches arrondies, de deux à quatre millimètres de diamètre, d'un rouge brunâtre et légèrement proéminentes.

La solidarité qui existe entre la peau et le poumon implique la nécessité de respecter le psoriasis, dans la crainte d'activer l'affection pulmonaire. Ainsi donc, toute personne qui tousse et qui est affectée de psoriasis, soit aux genoux, soit aux coudes, doit bien se garder d'en poursuivre la guérison.

Le psoriasis n'est pas dangereux, et sa disparition augmente toujours l'affection de poitrine.

Je ferai la même observation au sujet des fistules à l'anus et des leucorrhées, qu'on rencontre si sou-

vent chez les phthisiques. Lorsqu'on a l'imprudence
de guérir ces maladies, on ne tarde pas à voir surve-
nir des accidents qui jusque-là avaient été retardés,
par ces écoulements, qui constituent une sorte de dé-
rivation des mouvements fluxionnaires du poumon.

Chez les jeunes filles atteintes de pâles couleurs et
qui s'enrhument facilement, il faut bien se garder
d'employer les ferrugineux. M. Trousseau reconnaît
lui-même, avec une franchise qui est d'un haut en-
seignement, qu'il a souvent hâté la ponte tuberculeuse et la mort, en donnant du fer à des personnes
chloro-anémiques qui toussaient,

Tout le monde sait que des jeunes filles atteintes
de chlorose mangent avec avidité de la craie, du
plâtre, de la cendre, etc. Les auteurs déclarent avec
beaucoup de naïveté que c'est, chez ces malades, une
perversion du goût, seulement ils ne se donnent pas
la peine d'en rechercher la cause; ils pensent que
c'est bien assez d'avoir donné le nom de *Pica* à ce
trouble fonctionnel. Cette cause est cependant bien
simple : Dans la chloro-anémie, les globules du sang
et les sels calcaires diminuant sans cesse, la réparation moléculaire s'effectue d'une manière incomplète;
les sels de chaux de l'économie deviennent insuffi-
sants, la gélatine prédomine, et alors l'instinct de
conservation pousse ces malades à s'assimiler les sels
terreux, qui se trouvent dans la craie, le plâtre, la

cendre, etc., pour réparer les pertes subies par tous leurs tissus.

Les jeunes personnes atteintes de chloro-anémie ont une grande tendance à devenir phthisiques, surtout si les ferrugineux sont administrés sans précaution; on comprendra donc la nécessité d'employer mon traitement prophylactique de la tuberculisation pour combattre les pâles couleurs, lorsqu'on saura que cette médication ne présente aucun danger et qu'elle a pour effet de fournir au sang les principes réparateurs qui lui manquent.

IV

DIAGNOSTIC

Dans la dernière période de la phthisie, le diagnostic est très-facile; dans la première période, la difficulté est d'autant plus grande, qu'on se rapproche davantage du début de la maladie. A ce degré de la phthisie, il faut analyser avec soin tous les symptômes, les grouper, étudier leur mode de succession, et s'attacher même à ceux qui paraissent les moins significatifs. Il est très-important de diagnostiquer la maladie dès son début, puisque, sous l'influence de mon traitement, j'ai la certitude d'en obtenir la curation.

Lorsqu'un sujet éprouve depuis quelques semaines une toux sèche, ou qui, lorsqu'elle est humide, provoque l'expulsion de crachats clairs, mousseux et blancs ; si, en même temps, il a des sueurs nocturnes et un peu de gêne de la respiration ; si enfin il a un peu maigri, bien que l'appétit soit conservé et qu'il n'existe ni fièvre ni diarrhée, on doit craindre la phthisie. Ces symptômes peuvent exister pendant un temps plus ou moins long, puis disparaître complétement. Les symptômes précédents étant donnés, si l'on a recours à l'auscultation et à la percussion de la poitrine, on trouve, sous l'une ou l'autre clavicule ou à la région sus-scapulaire, soit une faiblesse, soit une altération quelconque du bruit respiratoire ; si le même point percuté produit un son, même légèrement diminué, on doit croire à l'existence de la phthisie.

L'auscultation de la voix peut être aussi d'un grand secours : si son retentissement est plus prononcé d'un côté que de l'autre, le diagnostic s'élève à un haut degré de certitude. L'hémoptysie survenant dans de pareilles conditions, il n'est pas permis d'élever un doute sur la présence des tubercules dans le poumon. Lorsque l'hémoptysie arrive au milieu des apparences de la santé et qu'on ne peut la rattacher à aucune maladie, elle est un signe très-important, car sur plus de 2400 tuberculeux, M. Louis ne l'a vue manquer qu'une seule fois.

A une époque un peu plus avancée, lors même que la sonorité de la poitrine n'est pas encore altérée, on peut noter quelques modifications dans le murmure vésiculaire : il peut être plus faible ou plus fort, ou bien c'est l'expiration qui, douce et à peine marquée à l'état physiologique, devient dure, rude, et se prolonge de manière à égaler ou dépasser la durée de l'inspiration elle-même. Cette donnée, qui revient à Jackson (de Boston) (1), a été considérée comme très-importante, surtout lorsqu'elle se produit à gauche sans exister à droite, la bronche droite étant plus volumineuse que la gauche.

En résumé, lorsqu'on trouve une toux sèche, persistante sans cause appréciable, des crachats clairs, des douleurs sur les côtés de la poitrine ou entre les deux épaules; s'il y a hémorrhagie pulmonaire, obscurité du son à la région sous-claviculaire, affaiblissement ou altération des bruits respiratoires dans le même point — le reste de la poitrine étant dans l'état normal, — si enfin le liséré gingival, la rougeur des pommettes ou le psoriasis existe, on peut être certain qu'on a affaire à un sujet dont le poumon renferme des tubercules à l'état de crudité.

Dans la seconde période, le diagnostic est très-facile, parce que tous les symptômes sont nettement

(1) *Mémoire de la Société méd. d'observ.*, t. I. Paris.

accusés. Les crachats, l'amaigrissement, la diarrhée, les ongles, fournissent des signes très-importants; l'auscultation et la percussion donnent des signes positifs : la matité, remplacée quelquefois par une exagération du son pulmonal quand la caverne est superficielle; le bruit du pot fêlé, le gargouillement, la respiration caverneuse, la pectoriloquie, et, quand l'excavation est considérable, la respiration amphorique et le tintement métallique.

C'est à cette époque qu'on rencontre les ulcérations du larynx et de l'épiglotte; ces lésions, qui causent la dysphonie, sont dignes d'attention, puisque, à peu d'exceptions près, elles ne se montrent que dans le cours de la phthisie pulmonaire. Pendant la première période, les règles sont moins abondantes chez les jeunes filles et chez les femmes; pendant la dernière période, elles disparaissent complétement, et il est dangereux de vouloir les rappeler, car ce serait ajouter une nouvelle cause de faiblesse à un état permanent de déperdition des forces.

Il faut noter aussi chez tous les phthisiques la sérénité de l'esprit, l'insouciance pour tout ce qui concerne la santé, le refus de croire à la phthisie et la manie de faire des projets d'avenir.

V

TRAITEMENT

« Lorsqu'on entreprend le traitement d'une phthi-
» sie pulmonaire, dit Hufeland (1), il ne faut pas,
» comme font la plupart des médecins, se laisser do-
» miner par l'idée que la guérison présente peu de
» chances, car un pareil doute brise le courage, pa-
» ralyse les ressources de l'esprit, et éteint jusqu'au
» désir de rien entreprendre. On doit, au contraire,
» se persuader que *toute phthisie, même la puru-*
» *lente, est curable.* Ainsi, ne perdons jamais ni l'es-

(1) *Manuel de méd. prat.*, p. 800.

» pérance ni le courage, et faisons tout ce qui
» dépend de nous pour atteindre le but. »

Ces conseils partis d'un noble cœur, et la douleur
qu'on éprouve à voir mourir des malades qui vous
supplient vainement de les sauver, ont fait naître en
moi la volonté de guérir la phthisie pulmonaire. Depuis plusieurs années je poursuis mon œuvre, et les
succès que j'ai obtenus me font une obligation de
persévérer dans la voie que je me suis tracée.

Je n'ai pas la prétention de guérir tous les phthisiques qui suivront mon traitement, mais je suis
convaincu, par l'expérience, que j'en guérirai ou sou-
lagerai un plus grand nombre que par les moyens
employés jusqu'à ce jour.

Lorsque la maladie est arrivée à sa dernière période,
alors que l'absorption des substances médicamenteu-
ses ou nutritives ne peut plus s'effectuer, il est bien
évident que mon traitement sera impuissant. À la
première période, je réussis presque toujours.

Pour bien saisir la portée théorique de ma méthode curative et prophylactique, je crois qu'il est in-
dispensable de rappeler les traitements qui ont été
préconisés jusqu'à ce jour. Le simple examen prou-
vera qu'ils ne reposent sur aucune donnée intelligente
de la maladie qui nous occupe, et qu'ils sont presque
tous des remèdes empiriques, irrationnels et même
dangereux.

Les saignées, les sangsues, employées par Broussais, et dont on a tant abusé, hâtent la marche de
l'affection. Il en est de même des vésicatoires, des
cautères, des sétons, des moxas et des purgatifs.

Le chlore en fumigation excite la toux, provoque
les hémoptysies et allume la fièvre.

L'expérience n'a reconnu aucune utilité au sous-
carbonate de potasse proposé par M. Pascal (de Strasbourg), ni au sel ammoniac donné par le docteur Cless
(de Stuttgard), ni à la digitale, ni à l'acide cyanhy-
drique, ni à la compression de la poitrine. Le proto-
iodure de fer préconisé par E. Dupasquier (de Lyon)
n'a été reconnu par M. Louis d'aucune espèce d'utilité;
on n'a jamais obtenu de guérison avec l'émétique à
faible dose prôné par M. Bricheteau, ni avec l'arsenic
ni avec l'iode, ni avec les iodures, qui sont très-effi-
caces dans la scrofule.

Avicenne conseillait le sucre comme palliatif de la
phthisie. Un médecin américain, le docteur Cal-
wright (1), prétend avoir guéri des phthisiques avec
la même substance : il envoie ses malades passer
plusieurs heures par jour dans une fabrique de sucre.
Il dit que les vapeurs sucrées qui en émanent produisent presque instantanément l'enrayement de la

_____

(1) *Revue de thérap.*, avril 1853.

phthisie. Si ce moyen n'est pas efficace, il a au moins le mérite d'être facile et agréable.

M. Beau (1), n'ayant pas rencontré de phthisiques chez les ouvriers qui manient le plomb, a conçu l'idée de combattre la diathèse tuberculeuse par l'empoisonnement saturnin. M. Beau fait administrer des pilules contenant 10 centigrammes de céruse, et, par une augmentation rapide, il est arrivé à en donner huit par jour. On en suspend l'usage ou on en diminue la dose aussitôt qu'il se manifeste de l'arthralgie, ou à l'apparition du liséré, de l'analgésie, et du teint ictéroïde, qui caractérisent le premier degré de l'empoisonnement par le plomb. Ce traitement est dangereux, et n'a jamais amené de guérison. Hufeland l'avait déjà appliqué sans profit.

L'Académie de médecine de Turin a couronné un mémoire du docteur Parola, qui regarde le seigle ergoté comme l'agent le plus actif dans le traitement de la phthisie. M. Parola administre l'ergot de seigle en poudre, à la dose de 2 grammes par jour, en ayant soin de suspendre le médicament pendant quarante-huit heures, après chaque période de quatre ou cinq jours de son administration.

L'ergot de seigle peut être utile dans l'hémoptysie, il peut encore agir dans la phthisie en diminuant les battements du cœur, en prévenant la congestion

(1) *Union médicale*, juin 1859.

pulmonaire, mais de là à la guérison il y a bien loin.

Je citerai pour mémoire l'huile de naphte, employée en Angleterre par le docteur Hastings et Wilson ; le caoutchouc par M. Haller, de Presbourg (une circonstance qui ferait croire au peu d'efficacité de ce moyen, c'est que le caoutchouc n'est nullement absorbé); l'oxygène naissant, la vapeur de charbon, l'aconit, les semences de *Phellandrium aquaticum*, le chlorure de sodium proposé par M. Amédée Latour ; le goudron, la ciguë, la conicine, le sang de mouton, la viande crue, l'alcool, etc., etc.

Les moyens les plus répandus aujourd'hui sont l'huile de foie de morue, l'iode, les escargots et les eaux minérales naturelles.

Huile de foie de morue. — Depuis 1845, l'emploi de l'huile de foie de morue est devenu une sorte de banalité; mais ce médicament doit perdre une grande partie de la confiance qu'on lui accorde, si l'on songe aux fraudes dont il est l'objet et au dégoût qu'il occasionne.

Et d'abord l'huile noire pure qui vient de Terre-Neuve est rare, difficile à se procurer et fort peu usitée en médecine à cause de son aspect repoussant.

Les huiles brunes sont les plus employées et consistent le plus souvent dans des mélanges d'huile de foie de morue, de marsouin, de cachalot, de baleine ou de phoque, parce que les pêcheurs s'occupent bien moins de produire des huiles pures, que d'en produire beaucoup. A Terre-Neuve, on obtient l'huile de foie de morue en exposant aux rayons du soleil des foies d'une quantité de poissons entassés dans des cuves, et en les soumettant à la presse à mesure qu'ils se putréfient. Quant aux huiles blondes, jaunes, dorées, blanches, elles s'obtiennent habituellement dans l'in dustrie en coupant les huiles brunes avec des huiles d'œillettes, de sésame et d'arachide, et cela dans des proportions qui vont jusqu'à 55 sur 100 ; on a même vendu à Paris une soi-disant huile de foie de morue qui consistait en une solution de colophane dans une huile végétale.

D'après les analyses faites par MM. Girardin, doyen de la faculté des sciences de Lille, Delatre et Rigel, analyses approuvées par l'Académie impériale de médecine, le 3 mai 1859, l'huile de foie de morue de Terre-Neuve contient sur 1000 parties :

Phosphore...................... 0,006
Acide phosphorique.............. 9,095
Iode.......................... 0,013

Sous l'influence de la putréfaction et de la chaleur l'iode s'échappe en totalité ou en partie, de telle sorte que plusieurs chimistes n'en ayant pu trouver, ont cru pouvoir en nier l'existence.

IODE. — L'iode porté dans les ramifications bronchiques par de fortes aspirations, est, d'après M. Danger (1), de tous les corps connus celui qui présente les conditions les plus favorables au traitement de la phthisie. Dans son travail, M. Danger s'efforce de prouver que la propriété désydrogénante de l'iode décompose les matières organiques avec lesquelles il est en contact.

M. Piorry (2) recommandait aussi il y a douze ans les inspirations d'iode et l'iodure de potassium à l'intérieur. Je sais que ce praticien célèbre est bien revenu aujourd'hui de ces premières impressions.

J'ai employé très-souvent l'iode et l'iodure de potassium, et toujours sans succès. Dans quelques cas la phthisie semblait enrayée : ainsi la toux, la fièvre et les sueurs disparaissaient, mais, hélas! pour peu de temps, et lorsque je croyais toucher au but, les accidents revenaient avec plus d'intensité, la fonte tuberculeuse était activée, et la mort arrivait plus rapidement que si les malades n'eussent suivi aucun traitement.

L'iode favorise la formation des cavernes, et sa présence dans les excavations, loin de déterminer leur cicatrisation, active la désorganisation du poumon. Je soutiens donc que l'iode doit être banni du

(1) *Académie de médecine*, 9 août 1853.
(2) *Clinique de la Pitié*, 1853.

traitement de la phthisie, mais qu'on peut l'utiliser dans les laryngites et dans certaines bronchites : dans ces affections, la muqueuse pharyngo-bronchique peut être heureusement modifiée (1).

Des praticiens célèbres, dont je vois souvent des ordonnances, ont sans doute compris les dangers de l'iode à l'intérieur, puisqu'ils se contentent maintenant de badigeonner la poitrine avec de la teinture de ce métalloïde, et de faire prendre de la térébenthine dans le but de cicatriser des cavernes.

Il est permis de considérer ces ordonnances comme de véritables déclarations d'incompétence.

Chez les médecins, l'âge amène l'indifférence; nos maîtres eux-mêmes ne vont jamais à la décou-

---

(1) L'opinion que j'émets sur les dangers de l'iode, dans la phthisie, est partagée par un des médecins les plus compétents de notre époque. Je cite textuellement la lettre qu'il m'a fait l'honneur de m'adresser, après avoir lu ma brochure :

« Très-honoré confrère,

» Je viens de lire avec le plus grand intérêt votre brochure sur le *Traitement de la phthisie pulmonaire.* Depuis douze ans je m'occupe exclusivement de cette question, et vivant sans cesse au milieu des tuberculeux, j'ai pu me convaincre de toute la vérité des idées que vous avez publiées. Je partage entièrement votre opinion sur les dangers de l'iode, qui est préconisé partout aujourd'hui, et sur les grands avantages des escargots, de l'huile de morue, des toniques doux et des préparations phosphatées. Je suis très-désireux d'essayer en grand la poudre que vous recommandez avec conscience. Je suivrai

verte; ils préfèrent s'endormir sur leur vieille répu-
tation.

ESCARGOTS.—Après vingt-huit années de pratique,
dont seize passées à l'hôpital de Mataro, le docteur
Joachim Pascal a reconnu que le traitement qui lui
avait fourni les plus heureux résultats était le muci-
lage d'escargots à haute dose. Dans les cas désespérés,
il fait prendre au malade un escargot cru, et il va ainsi
progressivement jusqu'à en faire manger trente en
une seule fois. « Qui n'a pas expérimenté l'usage thérapeutique de ces mollusques, dit ce médecin espa-
gnol, ne peut croire aux effets salutaires qu'ils pro-

vos indications pour l'administrer, et je serai heureux de vous faire
part des résultats obtenus.

» Je ferai mes observations en toute liberté; car, nous n'avons
qu'un but, c'est de trouver enfin une médication efficace et rationnelle pour une maladie si fatale qui fait tant de victimes autour de
nous.

» Déjà mes efforts m'ont prouvé qu'on pouvait souvent obtenir des
guérisons presque inespérées, et je suis persuadé que nous arriverons
à effacer de plus en plus ce triste mot d'incurabilité. Pour cela il
faut chercher et tout essayer, modifier, combiner sans aucun parti
pris de sotte exclusion.

» J'ai horreur des gens à idées fixes qui se prononcent pour ou
contre un système sans tout examiner à fond, et nos plus grands
maîtres ont le tort de se renfermer souvent dans les formules iden-
tiques, connues à l'avance.

» Agréez, très-honoré confrère, l'assurance de ma parfaite consi-
dération.

                              » Dr GÉNIEYS,
              » Médecin inspecteur d'Amélie-les-Bains. »

duisent dans ces cas graves. » Il a vu les diarrhées ·
colliquatives cesser comme par enchantement, et les
symptômes les plus alarmants disparaître avec rapidité. Cette médication a fourni au docteur Pascal des
succès qu'il n'a jamais obtenus par les moyens préconisés dans ces derniers temps, tels que les inspirations de vapeurs iodées et chloro-iodées, l'éther
hydriodique, les préparations de brome, l'huile de foie
de morue, l'iodure d'amidon, etc.; dans la plupart
des cas, il n'a guère eu à se louer de tous ces médicaments.

EAUX MINÉRALES. — Les eaux minérales sont utiles
dans la bronchite chronique et très-nuisibles dans la
phthisie pulmonaire.

Lorsqu'on veut traiter une maladie de poitrine par
les eaux minérales, le diagnostic ne devrait pas être
porté à la légère, comme cela se pratique généralement, parce que c'est souvent pour le malade une
question de vie ou de mort.

La plupart des médecins, après avoir épuisé sans
succès leur répertoire thérapeutique, se hâtent d'envoyer leurs malades aux eaux minérales ou à la campagne.

Dans le premier cas, ils mettent leur responsabilité
sous le couvert de confrères ordinairement très-in-
dulgents ; dans le second cas, ils préfèrent se dé--

barrasser de leurs clients que de lutter jusqu'à la fin.

Je le répète, les eaux minérales produisent d'excellents résultats dans la bronchite chronique, — nous y reviendrons plus loin; — mais chez les phthisiques, même chez ceux qui ont des tubercules à l'état latent, elles déterminent des hémoptysies et mettent le feu aux poudres, pour me servir de l'expression du docteur Pierre Bertrand, qui pendant plus de trente ans a été inspecteur aux eaux du Mont-Dore.

Je sais bien que Bordeu, et même d'autres médecins instruits, ont constaté des guérisons de la consomption pulmonaire à l'aide des eaux des Pyrénées; mais comme ce sont des faits très-rares, je dis qu'il faut être très-réservé dans l'emploi d'un moyen qui peut être dangereux et qu'on doit toujours s'en abstenir si le diagnostic est douteux.

En exposant ma méthode curative, je reviendrai sur l'action thérapeutique de l'huile de foie de morue, des escargots et des eaux minérales, qui jusqu'ici ont été employés empiriquement. Je montrerai leur véritable mode d'action sur les tubercules, et l'on verra que les succès obtenus avec ces divers agents sont une justification complète de ma théorie et de mon traitement de la phthisie par la POUDRE SALINO-CALCAIRE.

Outre la poudre salino-calcaire, j'emploie l'eau cohobée de laurier-cerise, la mixture noire, la poudre contre les sueurs, les pilules anti-rhéiques et le topique révulsif. Je vais expliquer l'action et le mode d'administration de ces diverses substances.

POUDRE SALINO-CALCAIRE. — La nature est toujours et essentiellement réparatrice ; ce n'est qu'en l'imitant ou en lui venant en aide qu'on peut obtenir la guérison des maladies.

Dans la phthisie, cette loi de réparation se traduit par l'induration des tubercules, ce qui les rend inertes et inoffensifs, et par la cicatrisation des cavernes.

Que doit-on faire lorsqu'on se trouve en présence d'un phthisique ? Doit-on favoriser la fonte des tubercules, hâter la formation des cavernes et la mort ? ou doit-on suivre la voie tracée par la nature, c'est-à-dire chercher à obtenir l'induration de la matière tuberculeuse, en fournissant au sang les matériaux propres à cette transformation ? J'ai adopté sans peine cette dernière idée, et, après de nombreux essais, je suis arrivé à formuler un traitement qui m'a donné des résultats extraordinaires.

Sous le nom de POUDRE SALINO-CALCAIRE, j'ai réuni des substances bien connues en médecine, mais qu'on n'avait pas encore employées dans le traitement de la phthisie. Ces substances, qui sont exactement celles qu'on rencontre dans les *os* et dans les *tubercules*, sont d'une innocuité reconnue, d'une administration très-facile, et c'est à bon droit qu'on peut dire de leur action : *Similia similibus curantur.*

Voici la composition de cette poudre :

> Phosphate de chaux,
> Carbonate de chaux,
> Bicarbonate de soude (1).

J'ai confié la préparation de cette poudre et des autres remèdes que j'emploie dans la phthisie et la bronchite, à M. le docteur Servaux, pharmacien à Paris, 72, rue du Château-d'Eau.

Les éléments qui constituent ces divers médicaments sont fabriqués avec le plus grand soin par ce chimiste distingué.

(1) Dans les éditions précédentes (complétement épuisées), j'avais donné les doses des substances qui entrent dans la composition de ma poudre. Je crois devoir les supprimer aujourd'hui, pour épargner aux malades et aux médecins les inconvénients qui résultent de préparations insuffisantes et de contrefaçons grossières. Tous les médicaments que j'indique dans cette édition se trouvent à la pharmacie du Château-d'Eau, 72, rue du Château-d'Eau, à Paris, et dans les bonnes pharmacies de France et de l'Étranger. Dans tous les cas, il est urgent de n'accepter que les préparations qui porteront l'étiquette de la pharmacie du Château-d'Eau.

Je cite une lettre d'un médecin distingué de Marseille pour monrer à quoi l'on s'expose en oubliant cette recommandation.

« Monsieur et honoré confrère,

» Je ne vous dirai rien de la satisfaction que j'ai éprouvée et que m'ont causée vos déductions logiques ; d'autres avant moi, et haut placés dans la science, vous auront déjà, par leurs témoignages, dé-

Le phosphate de chaux que j'emploie se dissout rapidement et complétement dans l'eau légèrement acidulée ; or, les sucs de l'estomac étant franchement acides, le phosphate peut donc s'y dissoudre et devenir facilement absorbable.

Le mémoire présenté à l'Académie, le 7 avril 1856, par M. A. Milne Edwards, et les recherches expérimentales de M. Gosselin à l'hôpital Cochin, prouvent d'une manière péremptoire que le phosphate de chaux est porté dans le torrent de la circulation, qu'il accélère le travail d'ossification dans les cas de fracture, et que ce sel n'exerce aucune action fâcheuse sur l'économie. Ces messieurs employaient le

dommagé en partie des efforts que vous avez faits pour arriver à ce but.

» Je vous demanderai seulement quelques explications.

» J'ai déjà appliqué votre traitement à plusieurs phthisiques, j'ai fait préparer votre poudre salino-calcaire d'après la formule que vous donnez dans votre brochure, l'administration de la dose indiquée a provoqué chez deux malades une diarrhée qu'ils n'avaient pas et qui a cessé lorsque j'ai suspendu l'administration du mélange.

» Veuillez, monsieur et honoré confrère, me dire deux mots sur ce fait ; dois-je continuer mes expériences d'après la formule que vous donnez ? Dois-je au contraire la modifier ? Ou bien encore, l'effet qui s'est produit proviendrait-il d'une préparation faite avec des substances qui ne se trouveraient pas à l'état de pureté irréprochable ?

» Je vous serai reconnaissant si vous daignez éclairer mes doutes et me fournir l'occasion d'augmenter le nombre de vos observations.

» Agréez, etc.

» Dr MILLOU. »

Cette lettre me dispense de tout commentaire sur l'utilité d'une bonne préparation.

phosphate de chaux provenant de la calcination des
os ; ce sel est très-peu soluble, tandis que celui qui
entre dans la POUDRE SALINO-CALCAIRE est d'une solu-
bilité très-grande, et par conséquent d'une assimilation très-facile:

Lorsque le phosphate de chaux est en quantité convenable dans le sang, son dépôt ne s'effectue que sur
tous les points de l'économie qui n'en renferment pas
la quantité normale et jamais sur des organes à l'état
sain. C'est ce qui explique la guérison des os ramollis,
l'induration des tubercules et enfin l'innocuité de son
emploi.

Les faits suivants justifient cette appréciation.

M. Chossat nourrit des pigeons avec des grains
choisis un à un de manière à supprimer les substances
minérales de l'alimentation, et il remarque que les os
de ces oiseaux deviennent minces et fragiles, tandis
que si on leur donne en même temps des sels calcaires, il n'arrive rien de semblable.

Dans un travail très-remarquable sur les phosphates,
M. L. Sandras (1) dit : « J'avais entendu parler de guérisons de fractures accélérées par l'administration
du phosphate de chaux ; j'en avais moi-même observé,
me semblait-il, les bons résultats ; et j'avais surtout
été frappé du fait suivant observé à l'hôpital de l'En-

_____

(1) *Abeille médicale*, 21 mars 1864.

fant-Jésus. Un petit garçon du service des scrofuleux rachitiques était tombé dans un état de faiblesse tel qu'il ne pouvait plus ni marcher, ni se lever ; un jour, mon chef de service lui prescrivit (par dérision, je crois) un peu de poudre de phosphate de chaux, et au bout de peu de jours l'enfant se tenait debout et marchait. Nous croyons du reste que, comme ce fait aurait pu confirmer une opinion qui n'était pas alors à la mode, il n'en a pas dû être fait mention en haut lieu.

» En dehors de ces expériences qui me paraissent irrécusables, il y a des faits qui me semblent prouver l'efficacité réelle des corps phosphorés dans le traitement des maladies de poitrine. Je sais bien qu'il est toujours possible de nier des guérisons de phthisie, parce que si l'on prend des malades arrivés à la dernière période, il n'y a pas de guérison à obtenir, et parce que si l'on prend des malades peu avancés, il est facile de dire que la maladie n'était pas bien caractérisée, et qu'après tout la guérison a pu se produire d'elle-même. Aussi, sans vouloir prendre partie pour les guérisseurs enthousiastes non plus que pour leurs adversaires systématiques, sans vouloir donner gain de cause aux phosphates plutôt qu'aux hypophosphites, je me permettrai de faire observer que d'illustres professeurs de l'école de Paris ont reconnu que lorsque la guérison arrivait,

elle était le résultat d'une cicatrisation produite par
une concrétion phosphatique calcaire, et que, par
conséquent, l'administration des médicaments phosphatiques est on ne peut plus rationnelle. »

D'après ce qui précède, il est facile de comprendre
que le phosphate de chaux ingéré est d'abord dissous
par le suc gastrique, et qu'ensuite il est tenu en dissolution dans le sang à l'aide de l'acide carbonique
que ce liquide contient.

Dans la composition de ma poudre nous voyons
figurer le bicarbonate de soude, tandis que dans les
analyses que nous avons données des os et des tubercules, nous trouvons de l'hydrochlorate de soude. Je
vais expliquer ce fait, et prouver qu'en donnant du
bicarbonate de soude, le malade absorbe réellement
de l'hydrochlorate de cet oxyde. Pour M. Lambossy (1),
le bicarbonate de soude mis en contact avec l'acide
hydrochlorique de l'estomac est transformé en hydrochlorate de cette base, l'économie reçoit alors de
l'hydrochlorate de soude.

Si l'on se demande pourquoi l'huile de foie de
morue, les escargots et les eaux minérales modifient
et guérissent quelquefois la phthisie pulmonaire, il
est bien facile de répondre.

L'huile de foie de morue et toutes les huiles de

_____

(1) *Considérations physico-chimiques relatives à l'absorption des
médicaments minéraux*, thèse, Strasbourg, 22 avril 1836.

poisson doivent leur propriété curative au phosphate de chaux qu'elles contiennent, et non pas à la petite quantité d'iode qu'on y rencontre ; car toutes les huiles végétales plus ou moins iodées ne fournissent aucun résultat dans le traitement de la phthisie, tandis que dans la scrofule elles sont des succédanées des huiles de morue (1).

Quant aux escargots et aux autres coquillages employés à haute dose, on ne peut raisonnablement admettre leur action sur la marche des tubercules qu'à la condition de reconnaître l'influence du phosphate et du carbonate de chaux que ces animaux contiennent en très-grande quantité.

Les eaux minérales tiennent en dissolution des phosphates et des carbonates calcaires, et si leur efficacité n'est pas certaine dans la phthisie, c'est que la proportion de ces sels n'est pas assez considérable, et que les autres principes qui les caractérisent, possèdent des propriétés assez excitantes pour détruire les bénéfices obtenus par l'assimilation des sels terreux.

« Je ne serais même pas étonné, dit M. L. Sandras (2), de voir attribuer bientôt et avec raison au phosphore l'action curative des eaux minérales que nous sommes trop heureux, pour l'instant, de pou-

(1) Voyez page 64.
(2) *Loc. cit.*

voir attribuer à des traces d'arsenic presque imaginaires. »

» Il ne faudrait, pour opérer un pareil changement d'idées, que le caprice d'un nom illustre, car sous certains rapports les médecins de France sont comme les chirurgiens d'Italie dont parle Guy de Chauliac : « Je m'esbahis d'une chose ; qu'ils se suivent comme » des grues, car l'un ne dit que ce que l'autre a dit. »

Le traitement que je viens d'indiquer pour obtenir l'induration des tubercules doit être employé, même lorsqu'il y a des cavernes dans le poumon. En effet, les cavernes existent toujours concurremment avec des tubercules en plus moins grand nombre ; il faut donc prévenir le ramollissement de ces derniers, et chercher à obtenir la cicatrisation des excavations pulmonaires. Si l'on se rappelle que ces excavations sont tapissées par une membrane sécrétante, qui reçoit des vaisseaux nombreux, on comprendra facilement que, sous l'influence de la POUDRE SALINO-CALCAIRE, cette membrane, qui a déjà de la tendance à revêtir la forme semi-cartilagineuse, subisse une transformation qui la mette à l'abri de toute désorganisation. Lorsque cette membrane est ainsi modifiée, les parties du poumon qui enveloppent la cavité ne peuvent plus être détruites, et leurs mouvements d'expansion, en rapprochant les parois des excavations, faciliten l'oblitération des cavernes.

MODE D'ADMINISTRATION DE LA POUDRE SALINO-CAL-
CAIRE ET DES AUTRES MÉDICAMENTS. — Aux adultes, je
fais prendre deux cuillerées à café de POUDRE SALINO-
CALCAIRE par jour : l'une, le matin, et l'autre le soir ;
un quart d'heure au moins avant ou après le repas.
Chaque cuillerée à café de poudre est délayée dans
un demi-verre d'eau sucrée, à laquelle on ajoute une
cuillerée à café d'eau cohobée de laurier-cerise. Tous
les quinze jours on augmente d'une cuillerée la dose
de poudre salino-calcaire, sans dépasser six cuillerées
par jour et sans augmenter la dose d'eau cohobée de
laurier-cerise.

Le flacon de poudre suffit pour le traitement d'un
mois. Cette quantité n'a rien d'exagéré, puisque dans
l'état normal chaque digestion demande 6 grammes de sel calcaire pour réparer les pertes de l'organisme.

Pour prévenir la phthisie chez les enfants issus de
tuberculeux ou dont la croissance est trop rapide, et
chez ceux qui présentent les attributs du vice scrofuleux, chez les femmes qui nourrissent et surtout
chez celles qui ne sont pas robustes, je conseille
une seule cuillerée à café de poudre salino-calcaire en deux fois dans la journée, au moment du
repas.

Ce traitement doit être suivi pendant longtemps,
parce qu'il a pour but non-seulement de prévenir le

dépôt de granulations gélatineuses dans le poumon, mais encore d'arrêter le développement des tubercules dont nous sommes presque tous atteints. D'après les recherches consciencieuses de M. E. Boudet, on sait que sur sept personnes on en rencontre six dont les poumons offrent à l'autopsie des tubercules à l'état latent, et en trop petit nombre pour exercer pendant la vie une influence fâcheuse sur la santé générale.

La poudre salino-calcaire est encore indiquée dans toutes les affections où l'huile de foie de morue est administrée : elle est plus active et bien moins désagréable que les huiles de poisson ; elle réussit parfaitement aussi dans les cas de chloro-anémie, dans les convalescences longues, dans la scrofule avec ramollissement des os, dans la carie et dans la gravelle oxalurique.

EAU COHOBÉE DE LAURIER-CERISE. — Cette eau, qui doit se prendre en même temps que la poudre salino-calcaire, a pour effet de calmer la toux et les spasmes nerveux qui fatiguent tant les phthisiques, et de rendre l'administration de la poudre salino-calcaire bien plus agréable en donnant au mélange le goût du sirop d'orgeat. Cette eau diffère essentiellement de l'eau distillée de laurier-cerise qui se trouve dans le commerce ; elle est toujours titrée uniformément.

MIXTURE NOIRE. — Provoquer l'appétit chez les phthisiques et faciliter l'assimilation des aliments et des remèdes, tel est le problème que je cherchais à résoudre depuis longtemps. Après bien des essais infructueux, je suis arrivé depuis peu à obtenir un résultat satisfaisant en employant une préparation à laquelle j'ai donné le nom de Mixture noire à cause de sa couleur. Sous l'influence de cette mixture qui est extraite de la houille, j'ai toujours vu les malades recouvrer l'appétit et l'embonpoint en peu de temps. Cette préparation modifie la nutrition et arrête la désassimilation des sels calcaires qui entrent dans la composition de tous nos liquides et de tous nos tissus.

Cette mixture se prend entre les deux repas, à la dose d'une cuillerée à café, dans cinq cuillerées à soupe d'eau ordinaire. C'est l'accompagnement obligé de la poudre salino-calcaire et de l'eau cohobée de laurier-cerise.

POUDRE CONTRE LES SUEURS. — J'ai toujours vu les sueurs résister aux moyens ordinaires, qui sont : le sous-acétate de plomb, conseillé par M. Fouquier, l'agaric blanc, le tannin et le quinquina. La nouvelle poudre que je préconise a pour effet non-seulement de prévenir les sueurs, mais encore de prédisposer au sommeil et de calmer la toux. Elle réussit toujours et à toutes les périodes.

On en prend un paquet dans un demi-verre d'eau sucrée, au moment le plus rapproché de l'apparition des sueurs.

Je ne puis résister au désir de faire connaître, sur cette poudre, l'appréciation d'un de mes malades qui s'en est servi avec beaucoup de succès.

« Je termine ma bien longue lettre, monsieur le docteur, en vous racontant un fait qui peut-être vous fera plaisir. J'avais donné de votre poudre contre les sueurs à une pauvre phthisique au dernier degré, elle s'en trouva si bien, qu'elle se crut guérie. Le docteur qui la soignait m'a envoyé les parents d'une autre malade qu'il voit pour me demander de cette merveilleuse poudre. J'en ai fait venir de nouveau ainsi que des pilules anti-rhéiques ; j'apprends que la pauvre malade, que je suis allé voir, s'en trouve aussi très-bien.

» G..., prêtre,

» Carpentras. »

PILULES ANTI-RHÉIQUES. — La diarrhée se présente rarement lorsqu'on fait usage de la poudre salino-calcaire, mais lorsqu'elle persiste, j'emploie avec succès des pilules auxquelles j'ai donné le nom de pilules *anti-rhéiques*. Le malade en prend de trois à six par jour.

Je combats les douleurs thoraciques par les ventouses scarifiées ou par le *topique révulsif*, selon que les douleurs résultent d'une phlegmasie pleurale ou d'une névralgie intercostale.

LE TOPIQUE RÉVULSIF dont je viens de parler est un liquide que je retire de l'acide phénique. Son application doit être faite sur les points douloureux, et tous les huit jours au niveau des clavicules, à l'aide d'un petit pinceau à aquarelle.

Tous les révulsifs connus déterminent une douleur et une gêne souvent intolérables, mon topique produit un très-grand effet sans cependant surexciter la sensibilité des malades. Aussitôt qu'on en a appliqué une couche sur une surface de 3 à 4 centimètres, l'épiderme blanchit, se soulève légèrement et le malade accuse une chaleur analogue à celle qu'on éprouve par le vésicatoire. Cette chaleur persiste pendant quelques minutes, puis disparaît complétement. La révulsion continue à s'opérer, une petite croûte se forme, et ne se détache que du huitième au quinzième jour sans laisser de trace. Je recommande aussi aux malades d'en verser dans un vase à large ouverture et de faire des inspirations plusieurs fois par jour.

Pour arrêter les hémoptysies, le traitement le plus efficace, c'est sans contredit, le perchlorure de fer, dont on règle facilement les doses (15 à 30 gouttes par jour, en trois fois dans une cuillerée à bouche d'eau froide).

Lorsqu'il y a douleur de gorge, je conseille un gargarisme au chlorate de potasse (10 grammes pour un demi-litre d'eau). On l'emploie six fois par jour.

Lorsque les quintes de toux sont fréquentes, il est utile de faire usage du sirop pectoral du docteur Servaux (de 2 à 6 cuillerées par jour). Je préfère ce sirop à tous les autres parce que c'est le seul qui ne renferme pas d'opium.

GUÉRISON

DE LA

BRONCHITE CHRONIQUE

« Il périt plus d'hommes du catarrhe que de
la peste. »   (TISSOT.)

Bronchite, catarrhe des bronches, catarrhe pulmonaire, sont des expressions équivalentes, qui toutes
indiquent l'inflammation de la membrane muqueuse
des bronches.

Comme toutes les autres phlegmasies, la bronchite
est aiguë ou chronique. Sous l'une ou l'autre forme,
une partie ou la totalité des bronches peuvent être le
siége de l'inflammation.

CAUSES. — Parmi les causes occasionnelles de la
bronchite, nous signalerons en première ligne l'im-

pression subite ou prolongée du froid, et surtout du froid humide, lorsque le corps est échauffé. Ce refroidissement, en supprimant les fonctions de la peau, détermine sur la muqueuse bronchique une sécrétion anormale; par conséquent cette maladie résulte d'un antagonisme; elle est un reflet, un transport de la fonction cutanée aux poumons.

En seconde ligne, nous indiquerons une constitution délicate, molle et sédentaire, d'où résulte une susceptibilité plus vive aux changements de température. Les personnes qui ont de l'embonpoint et qui, par conséquent, suent facilement, sont très-exposées à contracter cette phlegmasie.

SYMPTÔMES. — Dans sa forme la plus simple, la bronchite est désignée par le nom de *rhume*. Cette indisposition succède ordinairement au *coryza*. Ses symptômes sont un peu d'enrouement, une toux peu forte, à peine douloureuse, une expectoration de quelques crachats grisâtres ou spumeux. Il n'y a, en général, ni malaise, ni fièvre; pourtant l'appétit est un peu diminué ou bien les aliments paraissent moins sapides. L'exposition au froid en est la cause la plus fréquente. Elle disparaît ordinairement au bout de quelques jours; d'autres fois elle se prolonge pendant un temps plus ou moins long.

Les prodromes de la bronchite sont : lassitudes

spontanées, pesanteur de la tête, faiblesse générale, bouffées de chaleur alternant avec des frissons, coryza, douleur à la gorge. Lorsque la maladie est déclarée, ses symptômes sont : une toux fréquente, un sentiment de chaleur et de douleurs diffuse dans la poitrine, une expectoration de crachats muqueux, un mouvement de fièvre plus ou moins intense.

La toux est de tous les symptômes le plus remarquable et le plus incommode (1). Elle se produit ordinairement sous formes de quintes, pendant lesquelles le malade éprouve dans toute la poitrine, surtout derrière le sternum, une sorte de déchirement. En même temps la tête est si douloureuse, qu'il semble au malade que le crâne va s'entr'ouvrir, la face est vultueuse, les yeux sont larmoyants. Les secousses imprimées à l'épigastre y déterminent des douleurs plus vives que celles du thorax ; des nausées et des vomissements ont souvent lieu. Ces quintes sont suivies de l'expectoration d'un mucus clair et écumeux, offrant parfois de légères stries de sang. Elles se montrent à des intervalles inégaux, tantôt sans cause apparente et tantôt sous l'influence du froid, par l'accumulation de mucosités dans les bronches ou par le changement de position. La quinte terminée, le malade éprouve encore pendant quelques instants des douleurs dans la

(1) Voyez page 39.

poitrine, vers les attaches diaphragmatiques et à la tête, la respiration et le pouls sont accélérés ; il éprouve de l'oppression, de la sueur et une fatigue générale qui s'amendent peu à peu.

Dans la bronchite, l'oppression n'est bien prononcée que pendant et après les quintes ; ce moment passé, il semble au malade qu'il a un poids derrière le sternum, et que l'air pénètre difficilement dans les bronches. Cette sensation est surtout marquée dans le redoublement du soir ; souvent alors le passage de l'air dans les poumons produit un bruissement parfaitement appréciable, même à distance.

Au début de la maladie, la toux est sèche, bientôt elle devient humide, alors elle donne lieu à l'expectoration laborieuse et souvent convulsive d'une matière séreuse, âcre ou salée, et mêlée à une sorte d'écume blanchâtre. Cette matière, qui devient plus épaisse et plus abondante de jour en jour, est filante et visqueuse. A une époque plus avancée de la maladie, l'expectoration diminue de quantité, mais sa consistance augmente. Quand l'affection est arrivée à sa dernière période, les crachats sont blancs, jaunes ou verdâtres ; par leur cohérence, ils restent distincts dans le vase où ils sont rejetés ; ils adhèrent à ses parois ou nagent sur une mucosité plus ou moins trouble. L'appétit est nul, la langue saburrale, la bouche pâteuse, la soif peu vive en général ; le pouls est fréquent, la peau chaude et halitueuse, l'urine rare et de couleur foncée, jumenteuse, selon l'expression consacrée, et contient du phosphate de chaux en grande proportion.

Le matin, après une série de quintes, l'expectoration a lieu, les crachats sont très-épais et sans viscosités.

Dans la bronchite chronique très-ancienne, il n'existe ordinairement aucune douleur de poitrine. La respiration est assez libre au repos; cependant quelques malades éprouvent une dyspnée habituelle, qui augmente par l'exercice et se montre quelquefois sous forme d'accès semblable à ceux qu'on remarque dans l'asthme. Cette gêne de la respiration résulte de l'épaississement de la muqueuse bronchique ou de la dilatation des bronches elles-mêmes.

A ces symptômes nous joindrons ceux qui sont fournis par l'examen de la poitrine. Ils sont généralement négligés par la plupart des médecins, et cependant ils ont, au point de vue du diagnostic différentiel, une très-grande importance. Lorsqu'on percute la poitrine d'une personne atteinte d'oppression et de toux, et que le son rendu est clair, quoique le phénomène soit négatif, il n'en constitue pas moins un signe essentiel. On sait alors que la bronchite est dénuée de complications et qu'on n'a à redouter ni pneumonie, ni phthisie intercurrentes. Si l'on vient à appliquer l'oreille sur le thorax, avec ou sans stéthoscope, on perçoit des modifications dans le bruit que produit l'air en traversant les conduits bronchiques.

Au début de la maladie, on entend quelquefois un râle sonore, grave, plus rarement un râle sibilant. Lorsque l'exhalation pulmonaire, d'abord supprimée, se rétablit et angmente, le râle prend peu à peu le caractère que Laennec a décrit sous le nom de râle muqueux, et qui semble résulter du déplacement des mucosités par la colonne d'air inspirée et expirée ; il est souvent accompagné de râle sibilant, et quelquefois de ronchus grave.

Le murmure vésiculaire s'entend encore ; mais il offre maintes fois moins d'intensité que dans l'état normal, il est même masqué dans différents points, en vertu de l'occlusion passagère des bronches par les crachats. Mais dès que ceux-ci sont déplacés soit spontanément, soit après des efforts de toux, le bruit respiratoire reparaît.

Lorsque la mort survient dans le cours d'une bronchite aiguë ou chronique, elle résulte toujours de ce que la phlegmasie s'est propagée aux petites ramifications des bronches (bronchite capillaire), ou parenchyme pulmonaire (pneumonie), ou bien encore lorsque les forces ne suffisent plus pour expulser les mucosités, ces dernières s'accumulent dans l'arbre aérien, font obstacle à l'entrée de l'air et déterminent la mort par asphyxie.

A l'ouverture du corps des personnes qui succombent ·à cette maladie, on trouve la muqueuse bronchique d'un rouge plus ou moins prononcé, disposé
par plaques, par points, par zones ou par arbori-
sations ; cette rougeur se montre tantôt dans les
·grosses bronches, tantôt dans les ramuscules seulement. La membrane muqueuse est souvent épaissie,
particulièrement dans les petites divisions; souvent
elle est ramollie et grenue.

DIAGNOSTIC. — Il est quelquefois bien difficile d'é-
tablir le diagnostic de la bronchite chronique. La
durée seule de la maladie peut permettre de distinguer
la bronchite d'avec la dernière période de la bronchite
aiguë. Dans l'un et l'autre, le mouvement fébrile, la
nature de l'expectoration sont identiquement les
mêmes, l'âge seul de la maladie est différent.

Lorsque les bronches sont oblitérées, la respiration
est suspendue dans une certaine étendue du poumon :
on pourrait croire alors à l'existence d'un épanchement
pleurétique ; mais la percussion, qui donne un son
clair dans la bronchite avec oblitération des bronches,
donnera un son mat dans la pleurésie, qui présentera,
en outre de l'égophonie, une respiration bronchique
et l'augmentation de volume du côté malade de la poitrine.

Si la dilatation des bronches complique la bronchite,

les signes sont du gargouillement, du souffle caver-
neux, de la pectoriloquie, tous phénomènes qu'on
rencontre lorsque le poumon présente des excavations
tuberculeuses. Mais ici encore, la percussion acquiert
une valeur de diagnostic très-importante : en effet,
dans la phthisie, le mode d'exploration donnera un
son mat ou le bruit d'un pot fêlé; tandis que le son
restera clair ou peu obscurci, au niveau de la dilatation bronchite, parce que le parenchyme pulmonaire
qui l'entoure ne sera pas induré par la présence de
tubercules.

Enfin, l'hémoptysie ne précède jamais la bronchite,
tandis que dans la phthisie elle se montre presque
constamment.

TRAITEMENT. — A chaque maladie il faut une médication spéciale, et tant que l'indication n'est pas
remplie, la résistance morbide est inévitable. Cet
axiome peut surtout s'appliquer à la bronchite chronique, qui est considérée, à juste titre, par les malades et les médecins, comme une affection rebelle
aux moyens ordinaires.

Guidé par les idées théoriques que j'ai émises
pages 20 et 34, je devais essayer dans la bronchite
chronique, le traitement qui me fournissait de si bons
résultats dans la phthisie pulmonaire (1).

(1) Voyez pour le traitement, p. 63.

Les observations que je donne à la fin de ce travail auront plus de poids dans l'esprit de mes lecteurs que tout ce que je pourrais dire sur ce sujet.

Les eaux minérales, prises concurremment avec la poudre salino-calcaire, produisent d'excellents effets. Les eaux les plus efficaces sont celles de Bonnes, de Cauterets, d'Amélie-les-Bains, du Vernet, d'Allevard et du Mont-Dore, en France ; d'Ems, de Francesbad, de Soden, de Weilbach, en Allemagne ; de Peuticouse, en Espagne.

OBSERVATIONS

Pour éviter aux personnes qui m'adressent des observations, les ennuis d'une correspondance souvent considérable, je n'emploierai, dans cette nouvelle édition, que les initiales de leur nom.

On pourra toujours constater chez moi l'authenticité des lettres que je publie.

« Monsieur le Docteur Jules Boyer,

» Confiant dans votre expérience et votre loyauté, je n'hésite point à faire entreprendre à ma fille le traitement si rationnel que vous prescrivez.

» Ma fille, âgée de vingt-trois ans, est atteinte de phthisie pulmonaire, état qui ne laisse aucun doute au médecin expérimenté qui l'a soignée jusqu'à ce jour, et qui a constaté par l'auscultation, il y a deux

ans, l'existence de tubercules dans le poumon. Il y a
trois ans, sa santé a commencé à s'altérer ; il se dé-
clara une toux sèche à laquelle on fit d'abord peu
d'attention, l'attribuant à un rhume, qui fut néan-
moins soigné régulièrement avec du lait, du sirop et
des tisanes calmantes. Cet état dura environ un an
sans obtenir d'amélioration : persistance de la toux,
expectoration abondante, crachats jaunes verdâtres ;
ses forces diminuaient chaque jour ; sa figure était
pâle, maigrie, ses yeux caves, les pommettes rouges ;
elle éprouvait une lassitude générale, de la fièvre
vers le soir, des sueurs assez abondantes la nuit, et
surtout le matin. Puis apparurent des crises de toux
durant environ dix minutes, dont les efforts produi-
saient même des vomissements ; avec cela, une oppression continuelle, des montées vers la gorge avec
picotements, la parole enrouée, des maux de tête
très-fréquents, le sommeil très-agité.

» Le médecin, après avoir constaté que la phthisie
était bien caractérisée, ordonna, sans succès, les
Eaux-Bonnes, l'huile de foie de morue, l'eau de goudron, le lait d'ânesse, les pilules de digitale avec
opium, le sirop de sève de pin, etc. . . . .

» . . . . . Bien que dix-sept jours seulement se
soient écoulés depuis le commencement du traitement
(poudre salino-calcaire, eau cohobée de laurier-
cerise, mixture noire), je remarque un mieux général

dans l'état de ma fille. Elle se sent un peu plus de force. Sa figure est moins pâle et se remplit, le sommeil est plus paisible ; elle mange avec beaucoup d'appétit. Après trois ou quatre jours de votre médication, la fièvre a entièrement disparu. Quant aux crises de toux, elles existent encore, mais avec moins d'intensité, durent moins longtemps, et sont moins fréquentes. Les crachats sont blancs et liquides, etc.

» D. R...,

» Négociant à Bordeaux. »

« J'ai commencé votre traitement dimanche dernier, 25 septembre. — J'observe fidèlement les conseils que vous m'avez donnés par votre honorée lettre du 11 septembre.

» Après huit jours de traitement, j'ai senti un mieux général. Avant de prendre votre poudre, toutes les nuits je devais changer de flanelle et de linge, tellement la transpiration était abondante. Dès le premier paquet que j'ai pris, les sueurs ont beaucoup diminué, maintenant je transpire encore un peu, surtout de la tête et du haut de la poitrine ; mais il n'y a pas de comparaison avec les sueurs que j'avais ci-devant.

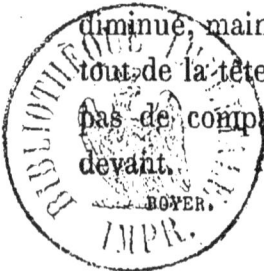

» La toux va beaucoup mieux ; je ne ressens plus les quintes qui m'étouffaient.

» L'expectoration décroît sensiblement ; la fièvre a disparu aussi. — Je ne ressens plus qu'une légère chaleur à la tête après mon dîner. . . . .

» Depuis que je prends vos médicaments, monsieur, ma figure se remplit et l'amaigrissement du corps s'est arrêté. J'ai oublié de vous dire que depuis le mois de juillet j'avais maigri de 15 kilogrammes.

» Mon médecin, ou plutôt mon ami, m'a ausculté hier (15 octobre), et il m'a dit qu'il trouvait qu'un grand changement s'était opéré en moi. »

« 14 novembre 1864.

» . . . . . Je suis heureux de vous apprendre que, grâce à votre bonne méthode, le mieux qui s'était manifesté dans l'état de ma santé augmente de jour en jour. Mon médecin m'a ausculté il y a quelques jours, et a trouvé la poitrine dans un état très-satisfaisant.

» Je vous autorise, monsieur, à faire l'usage qu'il vous plaira de mes lettres, vous ne pouvez certes donner assez de publicité à votre méthode.

» C'est un service que vous rendez à l'humanité.

» Mᵣ P. D.,

» A Bruxelles. »

«Atteint d'une bronchite chronique depuis le 20 mai 1863, j'ai été traité par quatre médecins de Cherbourg. Deux ont renoncé à venir me voir, disant qu'il n'y avait rien à faire à ma maladie ; et j'ai cessé de me faire traiter par les deux autres voyant que les médicaments qu'ils m'ordonnaient aggravaient ma position au lieu de l'améliorer. Du 1ᵉʳ au 15 août, je n'ai plus suivi de traitement. Je toussais beaucoup, je vomissais et je crachais le sang. J'étais dans cette triste position lorsque j'appris qu'un nommé D......., atteint de la même maladie, suivaient votre traitement et se trouvait beaucoup mieux.

» Je fis venir des médicaments ; j'ai commencé votre traitement le 17 août, et depuis cette époque je n'ai plus souffert du tout ; la toux a été complétement arrêtée, ainsi que les vomissements et crachements de sang, et je puis dire que maintenant je suis complétement guéri.

» Je vais reprendre mes occupations journalières vers le commencement de la semaine prochaine.

» J'ai l'honneur d'être, etc.

» Le B. M.,
» A Cherbourg. »

« Dans le courant du mois d'avril 1863, à la suite d'un refroidissement, je fus pris d'une toux qui augmentait de jour en jour. Dans le mois de mai, j'avais des frissons dans les épaules et presque partout le corps, suivis quelques instants après de bouffées de chaleur difficiles à supporter, et le froid me reprenait aussitôt. La toux était tellement violente, qu'elle m'avait occasionné une douleur dans le dos au-dessous de l'épaule gauche ; ma respiration était gênée, je ne pouvais plus reprendre haleine pour tousser. Je fus obligé de me mettre au lit le 28 mai.

» Le médecin que je fis appeler certifia que j'étais atteint d'une bronchite chronique et que cette maladie exigeait un traitement sérieux.

» Il me traita pendant six semaines ; la maladie se porta dans le côté droit et de la gorge jusqu'au milieu de la poitrine. Malgré ses soins, les médicaments qu'il m'ordonnait augmentaient ma maladie. Je voyais bien qu'il ne tenait plus à venir me voir ; le 15 juillet il se fit demander trois fois. — Je lui dis que je ne dormais pas la nuit et que je toussais continuellement ; il m'ordonna un sirop pour me calmer la toux et me faire dormir. J'en pris trois cuillerées qui m'occasionnèrent des quintes de toux et des vomissements et ne voulus pas aller plus loin.

» J'étais arrivé au bout de mes forces, et la maladie faisait toujours des progrès : je ne pouvais plus me tenir debout ni même prendre une cuillerée de bouillon ; lorsque je voulais en prendre, je toussais et tout revenait.

» Je me trouvais dans cette pénible situation lorsque j'eus connaissance de votre brochure. Je fis prendre, le 31 juillet, chez M. le docteur Servaux, les médicaments nécessaires pour suivre un traitement d'un mois.

» Je l'ai commencé le 1er août dans l'après-midi : j'ai pris, dans un demi-verre d'eau sucrée, une cuillerée à café de poudre salino-calcaire avec addition d'une cuillerée à café d'eau cohobée de laurier-cerise. Le soir, dès que j'ai été couché, je me suis réveillé à deux heures du matin, j'ai toussé et craché très-librement, puis je me suis rendormi pour ne me réveiller qu'à huit heures. — Au bout de trois ou quatre jours, la toux avait diminué des neuf dixièmes ; l'appétit me revint aussitôt ; j'aurais bien mangé à chaque instant, et rien ne me faisait de mal.

» Pendant le cours du mois de septembre, il y a eu encore beaucoup d'amélioration et le râle que j'avais depuis le début de ma maladie dans la gorge et dans la poitrine a complétement disparu.

» Voilà le troisième mois que je suis votre traitement ; j'ai repris de l'embonpoint et j'ai bon appétit. S'il n'était encore un peu de toux et un peu d'enrouement, je serais tout à fait guéri.

» B. D., âgé de trente ans,
» A Tourlaville. »

« J'ai commencé votre médication le 7 du mois de juin, et, dès les premières gorgées, la poitrine s'est dilatée et j'ai respiré plus librement et avec plus de facilité. Ce mieux notable, tant à l'égard de la bronchite que de l'asthme, s'est prolongé sans interruption jusqu'au 11 juillet, époque où je me suis involontairement trouvé un instant exposé à un courant d'air. Il en est résulté une diminution dans le mieux et un peu d'oppression par suite de mouvements obligés. Les journées, toutefois, n'étaient pas du tout mauvaises, les expectorations étaient plus rares, plus transparentes et d'une meilleure nature, et j'avais plus de force pour les expulser. . . . .

» LE CHEVALIER DES O.,

» Au Moulinet, par Sens. »

———

« Le 6 juillet, j'ai commencé votre traitement pour une bronchite chronique compliquée d'hémoptysie et de sueurs ; au bout d'un mois, le repos m'est revenu, l'embonpoint aussi : jamais je n'ai eu autant d'appétit que maintenant. . . . .

» R.,

» Maire de T..... »

« J'ai essayé votre traitement sur ma femme, qui est âgée de vingt-quatre ans, et qui est gravement malade depuis un an. J'ai lieu de croire que l'affection date de bien loin.

» Les effets ne se firent pas attendre : au bout d'une quinzaine, la toux avait pour ainsi dire complétement cessé; l'amaigrissement s'arrêtait comme par enchantement, ainsi que le cortége de maux de poitrine que vous décrivez dans votre brochure. — Le flacon est à peine aux trois quarts; le mieux se soutient, et la malade espère. — La guérison morale n'est pas celle que j'apprécie le moins. . . . .

» D.

» A Lyon. »

« Depuis dix-huit jours que je suis votre traitement de la bronchite par la poudre salino-calcaire et la poudre contre les sueurs, j'ai vu combien ce traitement avait été favorable au rétablissement de madame D...; j'espère pour moi le même résultat. Je me trouve déjà mieux: je tousse et crache moins, et puis je repose bien la nuit ; les douleurs que j'avais dans les épaules sont beaucoup moins fortes.

» Depuis quatre mois que je suis malade, le médecin que j'ai consulté m'a donné toutes sortes de re-

mèdes : emplâtres arrosés d'huile de croton, huile
de foie de morue, sirop iodo-tannique, tisane de
dattes et de jujubes ; tout cela ne m'a presque rien
fait. Il m'a dit que j'avais le poumon droit malade,
ce que je sens bien.

» J'étais profondément lasse de tout cela, lorsque
ıe hasard m'a fait connaître votre traitement. Comme
je vous le disais, monsieur, je m'en trouve bien et
veux le suivre bien exactement. . . . .

» Mme M.,

» A Lyon. »

« . . . La religieuse pour laquelle je vous ai demandé votre traitement avait été traitée comme poi-
trinaire par plusieurs médecins. Au moment où elle
finissait son traitement, un de nos bons médecins,
M. Flaubert (de Rouen), constatait qu'elle n'avait pas
la poitrine malade.

» De deux choses l'une, ou les premiers médecins
se sont trompés, ou votre traitement a enrayé la maladie.

» L.,

» Curé doyen de N. »

« . . . Quant à moi, je ne trouve pas d'expression assez sentie pour vous remercier du soulagement que vous m'avez procuré.

» Mes crachats sont un peu moins épais, j'ai du repos et un peu de force; seulement je ressens des points un peu partout et de la chaleur dans le haut de la poitrine et du dos.

» Ve E.,

» A Saint-Quentin. »

« Voilà neuf jours que je suis votre traitement, et je me trouve beaucoup mieux. L'oppression a énormément diminué, et la toux, quoique assez fréquente, est plus grasse et l'expectoration est abondante et facile.

» Vos remèdes m'ayant déjà soulagé, j'ai hâte de les continuer.

» L. C.,

» A Nice. »

« . . . Je vais continuer votre traitement Les nausées continuelles que j'avais ont disparu, et je ne tousse plus du tout.. . . . .

» A. E.,

» A Lille. »

« . . . Tous nos autres malades vont bien ; plusieurs étaient condamnés ; maintenant on les voit revivre : ils sont heureux, et nous espérons qu'ils se guériront, puisque le mieux augmente assez visiblement.

» Sœur JOSEPH,

» Hospice de B. »

« Votre poudre salino-calcaire est un de ces remèdes vraiment bénis. — Une de mes paroissiennes, femme de trente-six ans, était atteinte de phthisie pulmonaire. Au dire des médecins, elle avait déjà craché son poumon droit ; quant au second, il se ramollissait ; la mort était donc prochaine. En qualité de pasteur, je lui ai conseillé de prendre votre poudre et, aujourd'hui, cette malade se lève deux heures par jour. Grand repos la nuit ; bon appétit ; digestion facile.

» L'ABBÉ L.,

» Curé de T..... (Moselle). »

« A M. le docteur Servaux, pharmacien à Paris.

» Guéri de douleurs de poitrine dont je souffrais depuis sept ans, par les remèdes du docteur Jules Boyer, malgré les sinistres prédictions des médecins, je suis heureux de les recommander aux malades quand j'en trouve l'occasion.

» Je vous prie d'envoyer un flacon de poudre salino-calcaire et d'eau cohobée de laurier-cerise à M. L., capitaine à B. (Loire-Inférieure).

» L.,

» A Batz (Loire-Inférieure). »

«A M. le docteur SERVAUX, pharmacien.

» Notre pauvre malade paraît commencer à éprouver l'influence salutaire du traitement du docteur Jules Boyer. La poudre contre les sueurs a produit un effet merveilleux. L'appétit semble aussi se réveiller; la toux diminue et le malaise général en même temps. Nous commençons de nouveau à espérer.

» Un autre membre de la famille, qui avait un rhume opiniâtre depuis trois mois, et qui, sentant la poitrine fatiguée, a fait usage de la poudre salino-calcaire et s'en est bien trouvé.

» M. le docteur, qui traite notre malade, m'a dit tout récemment qu'il allait appliquer le traitement du docteur Jules Boyer à d'autres malades.

» S.,

» Propriétaire à la Borie (Aveyron). »

» Je viens vous donner connaissance du résultat de vos médicaments. Après un mois de traitement, c'était miracle chez moi : les sueurs nocturnes, la toux, le râlement et toutes douleurs avaient disparu.

» Toute ma petite famille se joint à moi pour vous remercier du grand soulagement que j'éprouve.

» L.,

» Employé au chemin de fer de l'Est. »

« Je m'empresse de vous faire part du résultat de votre traitement. Depuis près d'un mois que je l'ai commencé, j'éprouve un grand soulagement et j'espère me guérir complétement.

» Depuis dix ans que je suis atteinte d'une bronchite chronique, j'ai vu nombre de médecins, qui tous n'ont rien fait pour me soulager.

» Je ne tousse plus ou presque plus. L'expectoration qui était si abondante a disparu ; sauf quelques oppressions légères, je me croirais déjà guéri.

» J'ai bon appétit, je dors bien ; car je passais souvent des nuits entières assise sur mon lit, au point que mon coude gauche avait pris une peau très-dure.

» Recevez mes remercîments pour le bien que vous m'avez procuré.

» Mme S.,

» A Chateldon (Puy-de-Dôme). »

» MONSIEUR LE DOCTEUR SERVAUX, pharmacien.

»Il y a deux ou trois ans que je m'adressai à vous pour la première fois, pour vous demander le remède du docteur Jules Boyer, et vous m'en envoyâtes pour deux personnes.

» La première était une jeune fille, qui avait été condamnée par deux médecins qui avaient, comme à peu près tous nos médecins de campagne, constaté la présence de la maladie et proclamé l'inutilité des remèdes. Aujourd'hui, après avoir suivi le traitement pendant deux mois, elle se porte bien ; et, certainement, sans le remède du docteur Jules Boyer, elle serait enterrée depuis au moins deux ans.

» La seconde personne est un jeune homme chez lequel l'efficacité de ces mêmes remèdes engage et engagera certainement bien des personnes à y recourir ; car, dans mon pays, je ne sais pourquoi, la maladie de poitrine est si fréquente que, depuis sept ans que je suis dans ma paroisse, j'en ai vu mourir au moins trente de cette affection.

» L'ABBÉ B...,

» Curé de M..., (Isère). »

« Un ecclésiastique, atteint depuis trois ans d'une phthisie de la gorge, a été complétement guéri en suivant votre traitement.

» Encouragé par la guérison de cette personne, et pressé par elle d'user de votre médication, je viens vous prier de vouloir me faire parvenir une consultatation.

» Je suis atteint, depuis deux ans, d'une bronchite chronique, etc......

» L'ABBÉ EUGÈNE T...

» Marseille. »

« Atteint, depuis longues années, d'une terrible affection de poitrine, je suis aujourd'hui énormément mieux, quoique je ne sois qu'à mon deuxième mois de traitement. Je commence à revivre.

» M. B...,

» Instituteur (Morbihan). »

« Le 1ᵉʳ janvier 1865, je fus pris d'un rhume qui, au bout de quelques jours, me donna des inquiétudes. Je fus trouver mon médecin qui me dit que c'était un rhume de saison. Il me fit prendre quelques tisanes et me recommanda de me tenir chaudement. Je fis ce qu'il me dit; mais, au bout d'un mois, voyant qu'il n'y avait pas de changement, je continuai mon service de chef d'octroi. Je retournai voir mon médecin, qui m'ordonna de la gelée de mousse perlée ; j'en ai peut-être bien avalé 2 kilogrammes ; enfin, je languis comme cela jusqu'au 19 avril, toujours toussant, me sentant faillir de jour en jour, suant toutes les nuits, surtout le matin. Enfin, le 20, je crachais le sang.

» Le docteur, que je fis appeler, s'aperçut seulement alors que c'était sérieux, et que la bronchite était compliquée d'hémoptysie pulmonaire. Il me fit prendre force eau hémostatique, potion au kermès, vésicatoire sur la poitrine, etc., etc. Quand je pus un peu manger, tout ce que je prenais, je le prenais froid. Je crachai le sang pendant huit jours (12 ou 15 gorgées).

» Je restai deux mois dans cet état : toujours toussant, crachant beaucoup et fortement oppressé.

» Ne voyant aucun changement dans ma position, le médecin me proposa l'air de la campagne. Je partis le 24 juin pour Deyvilliers.

» Me sentant fort, ou du moins le croyant, je fis quelques promenades. Le 5 juillet, j'eus une forte quinte de toux qui amena de nouveau les crachements de sang. On employa les mêmes prescriptions que la première fois ; mais, au lieu d'en obtenir de bons résultats, les liquides déterminèrent chez moi une disposition continuelle à la toux. Au lieu d'une ou deux quintes par jour, j'en avais sept ou huit, et, depuis le 8 jusqu'au 11, je ne cessai plus de cracher le sang nuit et jour. Enfin, j'en étais réduit à l'extrémité : je m'en allai.

» Tout ce qui précède est pour vous faire voir, M. le docteur, à quel point j'en étais arrivé.

» Mais ô bonheur ! je vis l'annonce de votre brochure dans un journal, je la fis venir, je la lus attentivement, et je reconnus là tous les symptômes de ma maladie, depuis le commencement jusqu'à la fin. Le lendemain, je faisais venir vos médicaments pour un mois de traitement.

» Je commençai l'administration de vos médicaments le 12, et, dès les premières doses, la toux disparut et les crachements de sang cessèrent : j'éprouvais un mieux notable et aujourd'hui, au bout de dix jours de traitement, je puis déjà vous écrire, assis sur mon lit. Je vais continuer religieusement pendant plusieurs mois encore. Aujourd'hui, je puis dire que je suis en bonne voie, sauf un peu d'oppression le soir.

» Mon revirement à la santé a tellement étonné tout le monde que, pour peu que les habitants eussent été excités, ils auraient crié au miracle. Effectivement, c'est vraiment miraculeux.

» Depuis que je suis en bonne voie de guérison, et que c'est par suite de vos médicaments, plus de quinze personnes m'ont déjà demandé votre brochure.

» Faites de ma lettre ce que bon vous semblera; quant à moi, je ne pourrai trop préconiser une méthode qui produit des effets aussi satisfaisants.

» M. M.

» A D.... (Vosges). »

« M. S..., receveur des contributions indirectes, près Strasbourg, m'a donné votre adresse en me disant que vos remèdes l'avaient sauvé, alors que les médecins avaient dit qu'il ne vivrait plus huit jours. Il y a de cela quatre ans. Je profite de l'heureux hasard qui m'a fait connaître votre adresse pour vous prier de me donner une consultation.

» R...,

» A Strasbourg. »

« Saint-Nazaire, 15 août 1867. »

» Ma femme était atteinte de phthisie pulmonaire au dernier degré; les médecins qui la soignaient désespéraient d'elle, et, malgré tous les traitements employés, la maigreur était effrayante. Elle toussait et crachait jour et nuit; elle était alitée depuis plusieurs mois, lorsque, en désespoir de cause, nous employâmes votre traitement, que nous fûmes assez heureux de trouver à la Havane, chez MM. Sara et Catala, pharmaciens. — Après un mois et demi de ce traitement, ma femme était en si bonne voie de guérison, que son médecin, M. le docteur Julian Galuso, lui ordonna de venir en Europe et de vous consulter sur sa position.

» Aujourd'hui, grâce à vos bons soins, nous repartons pour la Havane, et je vous écris de Saint-Nazaire au moment de nous embarquer, pour vous remercier de m'avoir conserver mon épouse qui ne s'est jamais mieux portée.

» L. M. José,
» Négociant à la Havane. »

« Depuis deux ans que je suis atteint d'une bronchite chronique, j'ai déjà suivi plusieurs traitements, et aucun ne m'a produit de si bons effets que le vôtre en si peu de temps.

» Depuis que je prends la poudre salino-calcaire, j'ai éprouvé un mieux notable. En premier lieu, je n'ai plus de râle dans la poitrine en dormant; je ne tousse plus autant; mes crachats, d'épais qu'ils étaient, sont devenus clairs; l'appétit est meilleur, le teint plus frais. En un mot, il y a un mieux notable.

» M. L. Læderich,
» A Barcelone (Espagne). »

« Depuis deux mois, ma malade a suivi très-exactement votre traitement, qui consistait à prendre, matin et soir, la poudre salino-calcaire, l'eau cohobée de laurier-cerise, etc.

» Les crachements de sang ont été arrêtés par le perchlorure de fer prescrit par vous.

» Elle continue et continuera son traitement, car elle va beaucoup mieux. Elle est redevenue plus forte et ne souffre plus des douleurs de poitrine.

» J'ai donc lieu d'espérer une très-prochaine guérison complète, obtenue par le secours et la puissance de vos précieux médicaments.

» M. M...,
» A Montdidier (Somme). »

« Aujourd'hui, mon quatrième mois est écoulé ; je viens de me peser, j'ai trouvé 1ᵏ,50 de bénéfice pour le mois. Je ne tousse plus guère et me sens la poitrine bien débarrassée. Seulement il me reste un essoufflement lorsque je marche un peu vite ou que je veux faire quelque chose de fatigant.

» En somme, je suis réellement bien, et je crois à ma guérison. S'il y a quelque changement à faire dans mon traitement, dites-le-moi, et soyez sûre que je n'y dérogerai en rien.

» M. M....
» A Rotencourt (Vosges). »

« Après avoir obtenu les plus heureux résultats de
l'emploi de la poudre salino-calcaire, permettez-moi
d'en compléter le succès en vous priant de vouloir
bien m'aider de vos conseils.

» Ma bronchite avait résisté aux pectoraux, à l'application de vésicatoires sur la nuque, la poitrine et
entre les deux épaules. A cette première période a
succédé divers traitements, entre autres l'emploi de
solutions arsenicales et deux saisons passées aux eaux
de Cauterets, qui n'ont amené que de très-médiocres
modifications dans mon état.

» Je puis considérer les effets obtenus par votre
traitement comme une véritable guérison.

» M. H. DE L...,

» A Bordeaux. »

«A MONSIEUR LE DOCTEUR SERVAUX, pharmacien.

» Vous devez vous rappeler que, l'année dernière,
je vous avais prié de m'envoyer un flacon de poudre
salino-calcaire, etc., du docteur Jules Boyer, pour
des malades de ma paroisse. Ce remède a été vraiment merveilleux. Une de ces malades est totalement
guérie ; quoiqu'elle eût la poitrine complétement
attaquée. Je viens donc, monsieur le docteur, vous

prier de vouloir bien m'expédier encore le remède
(traitement pour un mois).

» M. L'ABBÉ V....

» A M.... (Puy-de-Dôme). »

———

« Je ne saurais résister au désir de mettre un *post-scriptum* pour vous annoncer que votre méthode, jusqu'à ce jour totalement inconnue dans notre ville, commence à y attirer l'attention. Le changement qui s'est opéré chez le malade au sujet duquel je vous entretiens, et qui compte parmi les principaux de l'endroit, excite l'étonnement de ceux qui le connaissent. On s'informe à l'envie de ce système que nos médecins ignorent.

» Ainsi aujourd'hui, nous avons eu la visite d'un praticien de Paris, appelé ici afin de soigner le fils d'un de nos voisins, gravement affecté de la poitrine. Ce docteur, en compagnie du père de son malade, qu'il traite d'une façon diamétralement opposée à la vôtre, est venu demander des explications sur l'état de santé de votre client, et sur les remèdes que vous lui faites prendre.

» Il a emporté votre brochure qu'il veut étudier. De tout ceci, nous conjecturons que votre excelent système ralliera bientôt de nombreux partisans. Ce vous sera un honneur bien mérité.

» M. LE COMTE DE L....

» A Mons (Belgique). »

« MONSIEUR SERVAUX.

» Je suis heureux de vous annoncer que la poudre salino-calcaire du docteur Jules Boyer produit un excellent effet, et que le malade se trouve en voie de guérison.

» THIBAUT,

» Pharmacien de 1re classe, à Dunkerque. »

« Rouen, 3 mai 1864.

» . . . Je suis heureux de pouvoir vous annoncer que plusieurs de mes amis que je vous ai envoyés sont aujourd'hui guéris.

» Je m'enrhume toujours facilement et j'ai parfois, mais pourtant aujourd'hui et bien rarement, des douleurs au côté de la poitrine. En somme je vais beaucoup mieux. »

« Rouen, 18 septembre 1865.

» Je n'éprouve plus de douleurs de côté, et, bien que guéri, je continue votre traitement comme préservatif.

» M. J. P.

» Route de Neufchâtel, à Rouen. »

———————

« A MONSIEUR LE DOCTEUR SERVAUX.

» Parmi les nombreuses guérisons de phthisie pulmonaire obtenues à Marseille et dans les environs, par le traitement du docteur Jules Boyer, je dois vous signaler celle de madame V..., qui était, il y a quatre ans, complétement abandonnée par tous les médecins qui lui avaient donné des soins.

» Madame V... s'est rétablie assez rapidement; elle a eu deux enfants depuis, et sa santé ne laisse rien à désirer.

» Tous les médecins de Marseille sont à même de confirmer ce que j'avance. Pour eux comme pour moi, c'est un vrai miracle.

» ROUBAUD FILS,

» Pharmacien, 11, rue de Rouen, à Marseille. »

———————

OBSERVATIONS

DONNÉES PAR DES MÉDECINS

— · —

« MONSIEUR ET TRÈS-HONORÉ CONFRÈRE,

» La lecture de votre ouvrage, aussi parfait par la méthode scientifique et l'examen théorique du sujet que par l'application des données physiologiques et pathologiques au traitement, m'a vraiment intéressé et m'a inspiré le désir d'employer votre traitement dans ma pratique et de me joindre au nombre des praticiens qui tâchent de constater par l'observation clinique la justesse de vos propositions.

» Agréez, etc.

» Dʳ TUTSCHEL,

» Médecin de S. M. le roi de Bavière. »

———

« MONSIEUR ET TRÈS-HONORÉ CONFRÈRE,

» J'ai reçu la brochure que vous avez eu la bienveillance de m'adresser et l'ai méditée avec une profonde attention. C'est un devoir pour moi de vous exprimer toute la joie intellectuelle qu'elle m'a causée et de vous remercier de vos généreux efforts. Je ne connaissais assurément rien d'aussi satisfaisant sur la phthisie pulmonaire.

» Dr HOUSSAYE,

» A Pont-Levay. »

—————

« Voici l'état de la malade pour laquelle je viens vous demander une consultation : A l'auscultation, on constate l'existence d'une caverne au sommet du poumon droit, de tubercules au poumon gauche. Cette malade a été soignée par les premières sommités de Bordeaux. Je conseillai l'application d'un séton au retour des eaux, le lait de chèvre, etc...

» Aux Eaux-Bonnes, elle se trouva très-fatiguée ; il y eut un crachement de sang. Le médecin inspecteur la trouva très-malade et fit pressentir une terminaison funeste.

» Il y a six semaines, j'ai été appelé à lui donner des soins. Elle ne pouvait plus manger ; l'estomac se refusait à toute espèce d'alimentation. Il existait une contraction *spasmodique* du pharynx qui rendait la déglutition très-pénible. Je ne trouvai pas la poitrine plus malade qu'au mois de juin, et je me décidai à tenter le traitement que vous préconisez, bien que le confrère qui m'a prêté votre brochure m'ait déclaré n'avoir retiré aucun bénéfice de vos idées.

» Pour me placer dans des conditions inattaquables, j'ai demandé à la pharmacie SERVAUX les médicaments, et j'ai la satisfaction d'avoir obtenu un excellent résultat. Aujourd'hui je constate que l'état de la poitrine est tout à fait stationnaire; que l'appétit revient. La malade reprend de l'embonpoint; c'est sensible aux joues; la digestion est facile; les aliments sont trouvés sapides; les forces ont augmenté; la malade peut sortir quand le temps le permet; elle se sent plus forte; il y a de la gaieté, et j'espère que MM. les docteurs Guitrai et Bitot, et malgré M. Bouillaud qui a été consulté lors du congrès, la malade vivra tout 1867.

» On est venu hier me prier d'aller voir une jeune femme de vingt-sept ans. Je l'ai trouvée dans un état pitoyable; on l'a gorgée d'iodure de fer en sirops, en pilules, etc. Elle a vomi le sang en quantité prodigieuse. Six médecins l'ont vue successivement et ne sont pas revenus après leur première visite, et toujours l'iodure de fer a été la base de leurs prescriptions. Cette malade est dans un état grave; je vais essayer votre traitement, je vous dirai plus tard quels en seront les résultats.

» Dʳ LOUSTAU-MARNET,

» A Pessac (Gironde). »

« MONSIEUR ET TRÈS-HONORÉ CONFRÈRE.

» Je m'empresse de vous adresser mes remercîments bien sincères pour les flacons de votre poudre
salino-calcaire et d'eau de laurier-cerise, que vous
avez eu l'extrême obligeance de m'envoyer. Je vais
immédiatement les faire prendre à ma fille, selon
votre prescription, et j'espère que leur action tonique
et vraiment réparatrice lui fera grand bien.. . . .

» C...,
» Docteur de la Faculté de Paris. »

« J'ai lu avec beaucoup d'intérêt votre brochure,
et je ne puis que me ranger à votre avis sous tous
les rapports; aussi, j'ose prendre la liberté de vous
adresser un pauvre jeune homme dont la poitrine
est gravement malade et qui a grand besoin de vos
excellents conseils; si vous pouviez parvenir à remettre un peu sa santé déjà bien délabrée, vous feriez
une bonne œuvre en le conservant à sa famille, à laquelle il est d'une grande utilité.

» Permettez-moi donc d'espérer, très-honoré
confrère, en votre bienveillance pour lui, et daignez
agréer l'hommage de mes sentiments bien confrater-
nels.

» Dr ADET DE ROSEVILLE.
» Chatou (Seine-et-Oise). »

« Depuis plus d'un mois, j'ai soumis madame B...
à votre médication, dans laquelle j'ai beaucoup de
confiance, l'ayant employée bien des fois déjà avec
succès.

» Je profite de l'occasion, Monsieur et très-honoré
confrère, pour vous féliciter d'avoir trouvé la poudre
salino-calcaire. Vous avez rendu en cela un véritable
service à l'humanité.

» Dr GUERTIN.

» Chinon (Indre-et-Loire). »

« A MONSIEUR LE DOCTEUR SERVAUX,

» Je vous prierai de m'expédier, le plus tôt qu'il
vous sera possible, deux flacons de poudre salino-
calcaire ; trois flacons de mixture noire ; deux flacons
d'eau cohobée de laurier-cerise.

» Je dois vous dire que je retire de ce traitement
des résultats qui dépassent toutes les espérances. J'ai
une jeune fille chez laquelle l'amélioration a été en
peu de temps extraordinaire. Elle était jugée condamnée, même par des confrères très-instruits. Toute
sa famille a succombé à la phthisie pulmonaire.

» Dr DURAND,

» A Fraize (Vosges). »

« Le traitement que vous indiquez étant logique, je me propose de le faire suivre, l'année prochaine, à quelques-uns de mes malades. Je me ferai un véritable plaisir de vous instruire des résultats favorables que j'aurai pu obtenir.

» Dr E. VIDAL,
» A Hyères (Var). »

« A MONSIEUR LE DOCTEUR SERVAUX,

» Il y a deux ans que j'ai pris une première fois de la poudre salino-calcaire du docteur Jules Boyer, pour combattre une bronchite qui malheureusement dure encore. Ce traitement avait semblé me faire du bien. Mais depuis quelques jours, les douleurs thoraciques augmentent de nouveau, et je tousse davantage.

» Je viens donc vous prier de m'expédier, contre remboursement, encore deux flacons de poudre salino-calcaire.

» LE Dr BORDMANN,
» A Neuf-Brisach (Haut-Rhin). »

« A MONSIEUR LE DOCTEUR SERVAUX,

» Je viens vous prier d'être assez bon de m'envoyer de suite une boîte de 20 doses de poudre contre les sueurs.

» J'en ai déjà fait prendre à quelques malades et j'en ai obtenu un bon succès; c'est pourquoi je vous en redemande en vous priant de me les envoyer par la poste.

» Dr VOIGT,

» À Raon-l'Étape (Vosges). »

————

« Dans la même année, j'ai expérimenté le traitement du docteur Jules Boyer, sur plusieurs malades : parmi ces malades, je citerai la femme C... de Saint-Fargeau et la femme C... d'Auvernaux, que je considérais comme perdues; elles sont très-bien et travaillent tous les jours, et cela depuis plus d'un an. Chez d'autres, j'ai obtenu du ralentissement dans la marche de cette maladie, et un soulagement très-marqué.

» Aujourd'hui même j'ai été appelé près d'une malade que j'ai soignée il y a deux ans; je lui conseillai l'huile de foie de morue. Cette malade m'a prié de la remettre à l'usage des poudres que j'avais employées dans sa première maladie, et dont elle s'était bien trouvée.

» LE Dr X...,

» A Ponthierry. »

————

« A Monsieur le docteur Servaux,

» L'heureux résultat qu'un de mes clients éprouva en juin dernier de la poudre salino-calcaire et de l'eau cohobée de laurier-cerise du docteur Jules Boyer, m'engage à vous prier de m'en envoyer encore un flacon.

» Le Dr Thiébaud,

» A Conflans (Moselle). »

« J'ai dans mon service, à l'Hôtel-Dieu, beaucoup de bronchites et de phthisies à divers degrés. Je possède votre brochure intitulée : *Guérison de la phthisie pulmonaire par la poudre salino-calcaire*, et autres médicaments dont vous êtes l'auteur. J'ai lu vos observations ; il y a intérêt pour la science comme pour l'humanité à les esssayer.

» Je vous adresserai, si je me trouve bien de votre traitement, un compte rendu de mes observations.

» Le Dr X... ,

» Médecin de l'Hôtel-Dieu (à Poitiers). »

« Monsieur et très-honoré confrère,

» Je viens de lire votre brochure avec le plus vif
intérêt, et malgré sa clarté et l'application si facile du
traitement que vous recommandez pour combattre
cette terrible maladie, je préfère avoir votre avis sur
le malade que je vous adresse et rester simple observateur. . . . .

» Dr Combaud,

» De Versailles. »

Le malade que M. le docteur Combaud m'a fait
l'honneur de m'adresser est guéri. Depuis cette
époque, cet excellent médecin de Versailles me confie
toujours la direction du traitement des phthisies et
des bronchites chroniques qu'il rencontre dans sa
nombreuse clientèle.

« Vers la fin de juin, un de mes confrères m'a fait
faire connaissance avec votre brochure sur la phthisie
pulmonaire. Il m'a relaté plusieurs cas dans lesquels
il a fait usage de votre méthode avec succès. Il a, par
devers lui, l'observation d'un jeune homme de vingt-
deux ans, qui était arrivé au dernier degré de marasme
avec cavernes dans les poumons. Le malade avait

épuisé la série des médicaments usités avant la découverte de votre méthode et inutilement. Celle-ci
l'a ramené des portes de la mort à un état de santé
excellent et qui se maintient depuis deux ans.

» La lecture de votre brochure m'a inspiré une
grande confiance pour votre méthode, et je n'ai pas
hésité à l'employer dans un cas grave, qui me touche
de très-près et qui m'intéresse au plus haut degré.

» LE Dr NÈGRE.

» A Laurens (Hérault). »

« CHER CONFRÈRE,

» Exerçant dans ce moment à Arcachon, j'ai commencé à employer votre traitement contre la phthisie
pulmonaire, et je crois être le seul médecin qui l'or-
donne ici.

» J'ai une malade, mère de famille, qui est à son
second flacon de poudre salino-calcaire; elle a eu une
amélioration considérable du côté des poumons. Son
état général est bon, quoiqu'elle soit d'une famille dont
presque tous les membres sont morts de la poitrine.

» J'ai encore en traitement une jeune fille de treize
ans, qui est restée un mois à Arcachon : je l'ai soumise
à votre traitement qu'elle continue toujours. Son père
m'a écrit qu'elle allait encore beaucoup mieux depuis

qu'elle prenait le second flacon. — La toux avait disparu ainsi que la fièvre et les sueurs. Le sommeil et
l'appétit étaient excellents.

» Je pourrais vous adresser un grand nombre d'observations, mais, malheureusement, les malades ne
séjournent pas assez longtemps à Arcachon pour que
je puisse constater *de visu*, soit une amélioration
notable, soit une guérison parfaite.

» LE D^r DA CRUZ TEIXEIRA.

» Cours Sainte-Anne, 94, à Arcachon. »

« Mulhouse, 24 octobre 1864.

» TRÈS-HONORÉ CONFRÈRE,

» De tous les traitements que nous avons employés
depuis près de dix ans contre la phthisie, aucun ne
nous a donné des résultats aussi constants que votre
poudre salino-calcaire. Nous regrettons que les exi-
gences de la pratique ne nous aient pas permis de
suivre pas à pas les améliorations qui se sont produites
chez nos malades sous l'influence de votre médication.
Quoi qu'il en soit, nous allons vous faire part de deux
faits dont nous avons très-bonne souvenance.

» Au mois de janvier dernier, nous fûmes appelé
chez une ouvrière de fabrique, âgée de trente-deux ans,

grande, sèche, en proie, depuis plusieurs jours, à des hémorrhagies pulmonaires très-intenses. Ces hémoptysies furent combattues avec succès par le perchlorure de fer, l'ergotine et la limonade sulfurique.

» L'auscultation nous révéla l'existence de plusieurs petites cavernes situées sous la clavicule gauche.

» La malade fut soumise à votre traitement avec recommandation de le suivre ponctuellement, et cela pendant plusieurs semaines. Nous avions perdu de vue la personne en question, quand, vers la fin du mois de mars, elle se présenta à notre consultation. Nous fûmes étonné du changement qui s'était opéré en elle depuis notre dernière entrevue : son teint était frais, elle avait pris de l'embonpoint et ne se plaignait plus de la poitrine. Elle nous disait avoir repris son travail depuis plus d'un mois, et supportant sans le moindre dérangement les plus grandes fatigues. Disons avec regret que, ne l'ayant pas ausculté en ce moment, nous ne savons pas dans quel état se trouvait son poumon qui avait été si cruellement atteint trois mois auparavant. Les règles, supprimées depuis fort longtemps, revenaient exactement à époque fixe.

» X..., âgé de vingt et un ans, ouvrier mécanicien, se présente à notre consultation vers la fin du mois de juin. Il se plaint de crachements de sang et d'oppression ; ayant perdu récemment deux sœurs à la fleur de l'âge, il était dans une anxiété impossible à décrire.

» Nous lui prescrivîmes votre traitement, et, au bout d'un mois, il revint nous voir pour nous annoncer qu'il allait reprendre son travail.

» X..., lors de notre première entrevue, avait refusé formellement de se faire examiner la poitrine : « Je sais bien ce que j'ai, nous dit-il, et vous le savez » aussi, car vous avez traité une de mes sœurs. » Nous nous rappelâmes alors avoir été appelé auprès d'une de ses sœurs lors de son agonie ; la pauvre enfant était phthisique au suprême degré.

» Nous déclarons en toute sincérité avoir employé avec succès votre traitement dans des cas désespérés, et que si, aujourd'hui, nous ne pouvons pas produire des observations complètes à l'appui de ce que nous avançons, il n'en sera pas de même dans un avenir peu éloigné.

» Notre but en vous écrivant cette lettre étant tout à fait désintéressé, vous en ferez l'emploi que vous jugerez convenable.

» Recevez, etc.

» Dʳ KRAFFT,
» De Mulhouse, »

« Mulhouse, 27 février 1865.

» Votre traitement me donne des résultats inespérés; il a eu l'approbation du plus illustre clinicien de la Faculté de Strasbourg.

» Je vous le dis en toute sincérité, j'en obtiens de magnifiques résultats. Dernièrement, j'ai fait, grâce à vous, une cure vraiment merveilleuse; si je ne craignais de faire de la réclame, je proclamerais *urbi et orbi* que j'ai opéré un miracle.

» Dᵣ KRAFFT,

» De Mulhouse. »

———

Je pourrai citer encore deux observations de guérison de phthisie au dernier degré, par le docteur Marfan de Castelnaudary, mais l'étendue de ce document, qui, du reste, a paru dans la *Gazette scientifique* (15 août et 15 novembre), ne me permet pas de l'insérer dans ma brochure. Je le publierai à part, avec les résultats que j'ai obtenus dans ma clientèle et ceux que doivent me communiquer les médecins des hôpitaux où mon traitement est aujourd'hui le seul employé pour combattre la phthisie pulmonaire et la bronchite chronique.

Pour terminer, je crois utile d'apprendre aux médecins réfractaires à toute innovation, que MM. Barth et Piorry, les deux grandes illustrations médicales, emploient mon traitement de préférence à tout autre.

MM. les médecins sont priés d'adresser leurs observations au docteur Jules Boyer, 174, boulevard Magenta, à Paris.

Les malades seront reçus de 3 à 4 heures, les mercredis et les samedis.

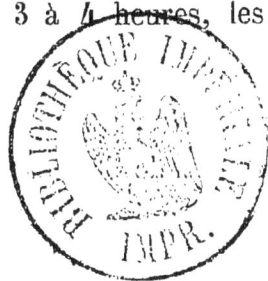

TABLE DES MATIÈRES

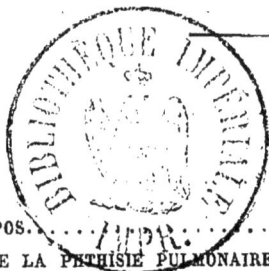

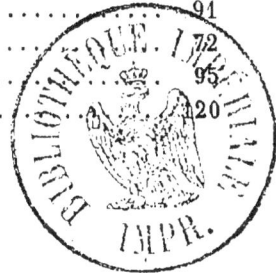

Paris. — Imprimerie de E. MARTINET, rue Mignon, 2.

www.ingramcontent.com/pod-product-compliance
Lightning Source LLC
Chambersburg PA
CBHW062020200326
41519CB00017B/4867